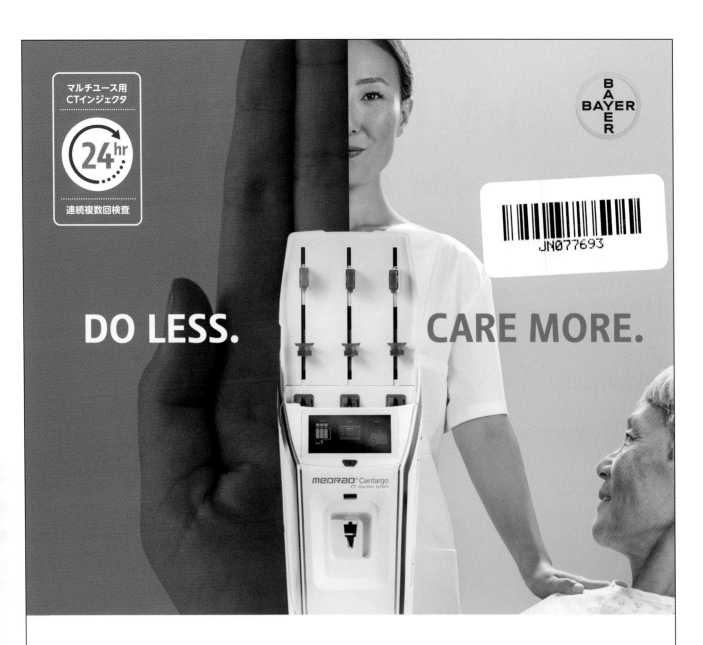
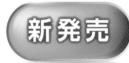

PASSION FOR **Change**

uMR Omega
Ultra-wide Bore 3.0T MR

Think Big **uAiFi** *inside*

| Innovative technology

| New experience

| Full capability

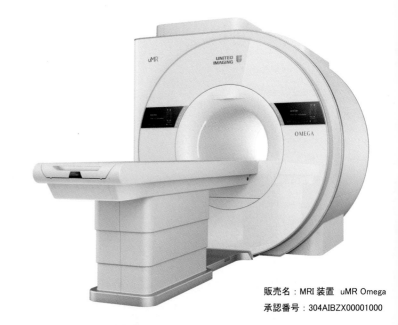

販売名：MRI 装置　uMR Omega
承認番号：304AIBZX00001000

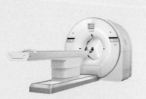

uMI 780
*Ultra-Fast Digital
High-Resolution PET/CT*

uPMR 790
HD TOF PET/MR

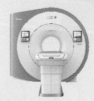

uMR 680 *uAiFi inside*
uAIFI 1.5T MR

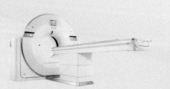

uCT 780
160-slice

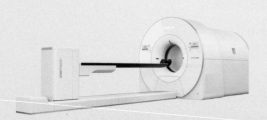

uEXPLORER
*Ultra-High-Resolution
Digital PET/CT 194 cm Axial FOV*

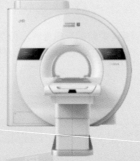

uMR OMEGA *uAiFi inside*
Ultra-wide Bore 3.0T MR

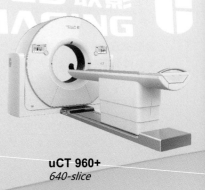

uCT 960+
640-slice

To Bring Equal Healthcare for All

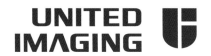

uCT 960+
Attainable Intelligence.
Simply Masterful.

商品サイトリンク

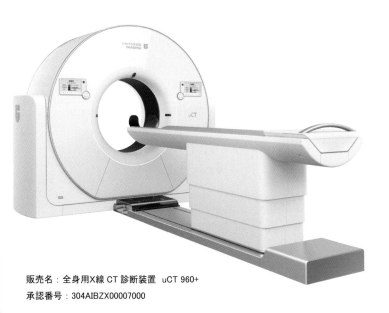

16cm	**320**	**640**
Coverage Z-detector	Rows	Slices

0.25s	**uAI**	**82**cm
Rotation Speed	Platform	Gantry Aperture

販売名：全身用X線 CT 診断装置 uCT 960+
承認番号：304AIBZX00007000

UNITED IMAGING
Bホール: B4-13

JIRA
プレゼン
コーナー

出入口 10

出入口 9

ITEM 2023

国際医用画像総合展に出展します

2023 年 4 月 14 日（金）〜 16 日（日）

主な展示機器：
　MR 装置：uMR Omega
　CT 装置：uCT 960+
　ワークステーション：uWS-MR、uWS-CT
　　　　　　　　　　　uWS-MI

私たち
ユナイテッドイメージングヘルスケアジャパン
は、AI を中心としたトータルヘルスケア
ソリューションを展示します。
是非ブースでご体感ください。

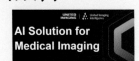

AI Solution for
Medical Imaging

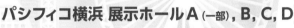

会期中の取材速報 & 終了後の
"ブースレポート" をインナビネットで公開！
http://www.innervision.co.jp

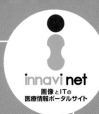

innavi net
画像とITの
医療情報ポータルサイト

	〈ブース No.〉		〈ブース No.〉		〈ブース No.〉
アキュレイ（株）	B2-07	ザイオソフト（株）/アミン（株）	B2-09	ノバ・バイオメディカル（株）	B1-08
（株）アトックス	B3-02	GEヘルスケア・ジャパン（株）	C5-02	バイエル薬品（株）	D2-11
（株）アドバンスト・メディア	D4-02	シーメンスヘルスケア（株）	B1-01	（株）バリアンメディカルシステムズ	B1-01
アンフォースレイセイフ（株）	C1-10	Jpiジャパン（株）	D2-02	バルコ（株）	C3-01
（株）イーメディカル東京 東京計器アビエーション（株）	C2-05	（株）ジェイマックシステム	B2-08	（株）フィリップス・ジャパン	D1-19
伊藤忠商事（株） フィンガルリンク（株）	C4-02	（株）島津製作所/ 島津メディカルシステムズ（株）	B1-02	富士フイルムメディカル（株）/ 富士フイルムヘルスケア（株）/ 富士フイルム医療ソリューションズ（株）/ 富士フイルム（株）	D5-04
（株）インフィニットテクノロジー	D3-02	（株）ソシオネクスト	D5-03		
インフォコム（株）	B4-11	東洋メディック（株）	D4-07	ホロジックジャパン（株）	D1-14
EIZO（株）	D4-10	トーレック（株）	D2-14	United Imaging Healthcare Japan（株）	B4-13
（株）エクセル・クリエイツ	C5-01	ニプロ（株）	D1-13		
キヤノンメディカルシステムズ（株）	A5-01	（株）ネットカムシステムズ	C1-09	リマージュジャパン（株）	D2-03
コニカミノルタジャパン（株）	B5-03	（株）根本杏林堂	D2-09	※五十音順掲載	

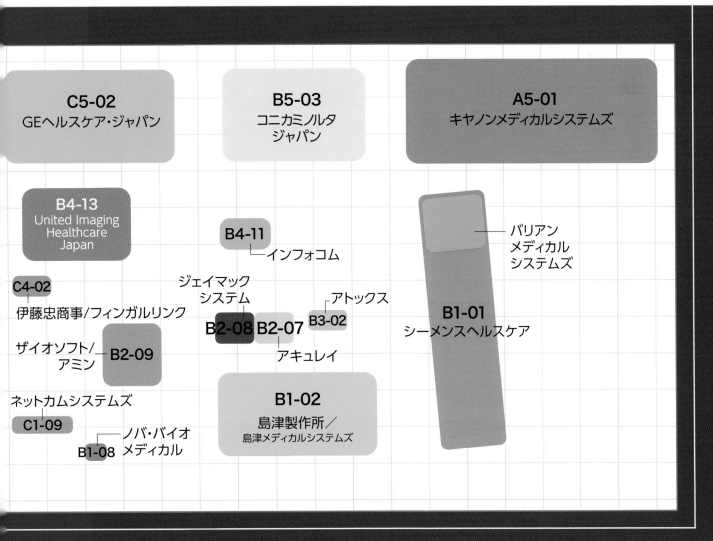

〒113-0033　東京都文京区本郷3-15-1　TEL：03-3818-3502　FAX：03-3818-3522　E-mail：info@innervision.co.jp　URL：http://www.innervision.co.jp

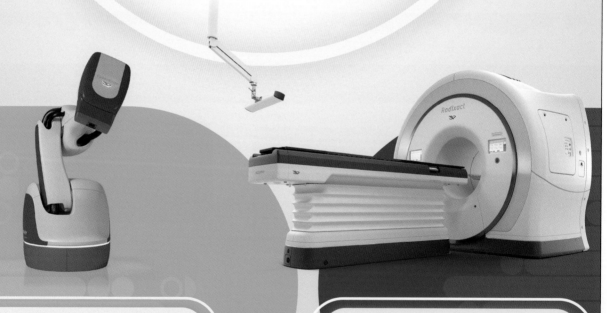

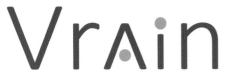

核医学診断用ポジトロンCT装置

高精細PET検査を省スペースで

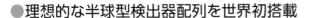

- 理想的な半球型検出器配列を世界初搭載
- 245psの時間分解能を誇るTOF技術搭載により
  高精細撮像が可能に
- わずか2㎡のフットプリントで、既存の
  検査スペースを最大限に活用可能

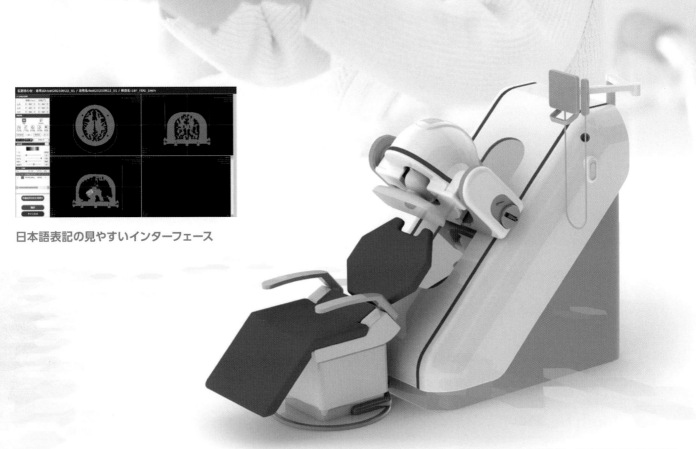

日本語表記の見やすいインターフェース

販売名:頭部専用PET装置 Vrain　医療機器承認番号:30300BZX00269000

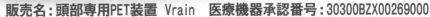

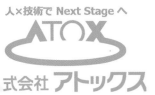

人×技術で Next Stage へ

- **本社 ／ 事業開発部（頭部PET開発室）**
  〒108-0014　東京都港区芝四丁目11番3号　TEL.（03）6758-9000 FAX.（03）3453-3821
- **RI.医療事業部所**
  東海営業所　TEL.（029）282-1662　　大洗営業所　TEL.（029）266-1331
  東京営業所　TEL.（04）7141-1321　　大阪営業所　TEL.（06）6384-6730

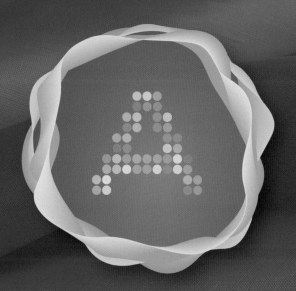

AmiVoice® は、病院内の DX 推進に貢献いたします。

読影業務に加え、複数の高精度音声認識エンジンを適時、適所で利用できることで、業務の幅を広げます。

AI 音声認識 *AmiVoice®*

アドバンスト・メディアは 1997 年の創立以来、AI 音声認識「AmiVoice」の開発を一貫して行ってまいりました。

多くのユーザー様のご支持のもと常に進化を続け、近年はモバイル向けアプリやサブスクリプション型のサービス提供など、より広い診療部門・ご利用シーンに向けて、働きやすい環境づくりをご支援する製品・サービスの展開を行っております。

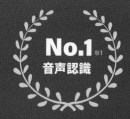

音声認識市場

No.1 音声認識 ※1

医療分野の導入

施設数 ※2 **16,666**

※1）出典：合同会社 ecarlate「音声認識市場動向 2022」
音声認識ソフトウェア / クラウドサービス市場
※2）2022 年 12 月現在

2023 年 4 月 14 日 金 ～ 16 日 日

パシフィコ横浜にて開催される「2023 国際医用画像総合展（ITEM2023）」に出展いたします。

Booth No. **D4-02**

株式会社アドバンスト・メディア
〒170-6042 東京都豊島区東池袋 3-1-1 サンシャイン 60 42 階
TEL ：03-5958-1045（医療事業部）
Mail ：medical@advanced-media.co.jp

💻 詳細はこちらから ▶
https://www.advanced-media.co.jp/

AmiVoice® およびロゴマークは株式会社アドバンスト・メディアの登録商標です。

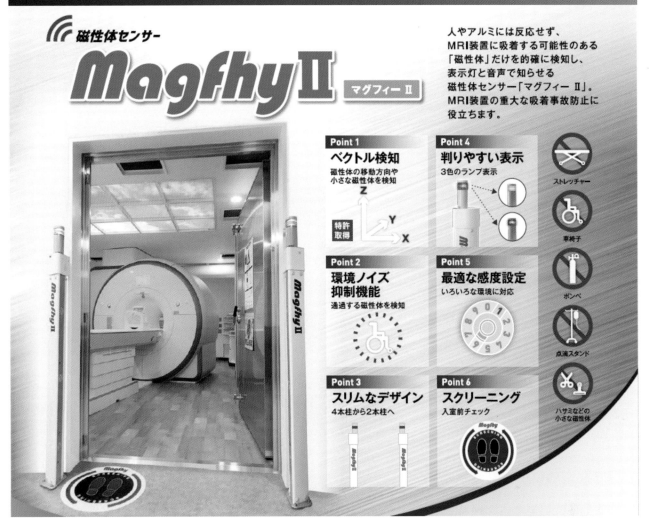
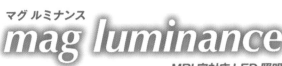
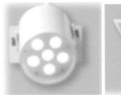 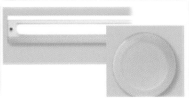
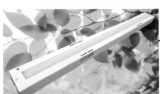
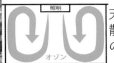
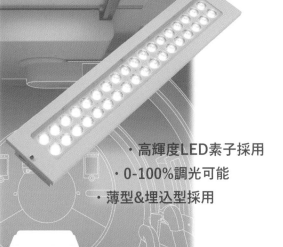

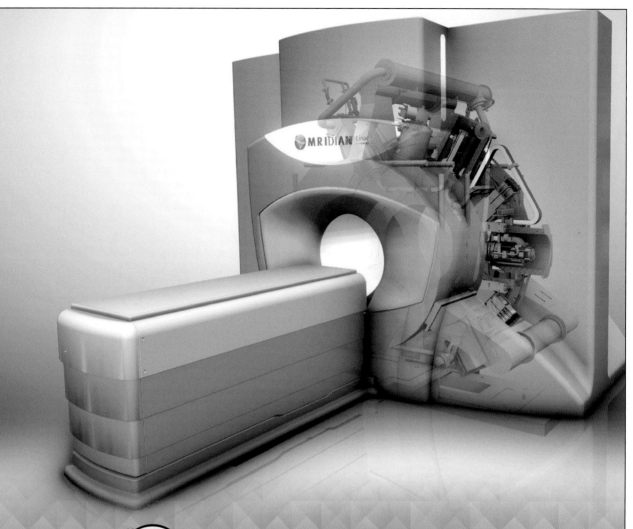

Leverage data.
Create INFINITT value.

INFINITTは、院内に存在する診療情報を統合し、各データへのアクセスを
容易にするとともに、価値ある診療情報を効率的に活用いただける
ソリューションを提供します。

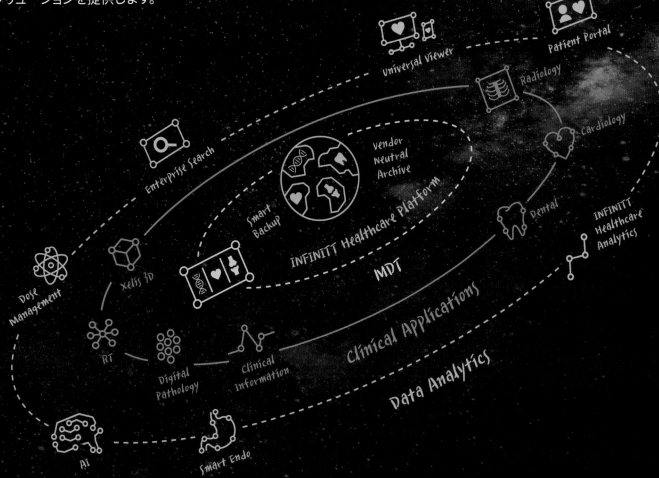

製品ピックアップ

AI-empowered intelligent PACS
INFINITT AI PACS

Vendor Neutral Archive
INFINITT Healthcare Platform

被ばく線量管理システム
INFINITT DoseM

Report Search Solution
INFINITT Enterprise Search

株式会社インフィニットテクノロジー
〒110-0005　東京都台東区上野 2-14-27　上野の森ファーストビル 6F
TEL: 03-6806-0279　お問い合わせ: otoiawase@infinitt.com
東京本社・大阪支店・札幌支店・福岡支店・仙台支店

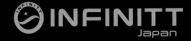

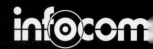

Making Each Life Visual

EIZOは、受付から診察、診断、治療まで、
院内各所のニーズに応じた映像環境を構築します。

快適一覧表示で、読影業務をもっと楽に
読影支援ソリューション

JSB Type-C搭載で、自宅読影をカンタンに
遠隔読影ソリューション

ダッシュボードで、情報を見える化
モニター管理ソリューション

4K医療映像を高画質に記録
レコーディング・ソリューション

2023 国際医用画像総合展（ITEM2023）に出展します。 ／ ブース No.D4-10

https://www.eizo.co.jp

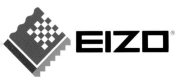

EIZO株式会社 〒924-8566 石川県白山市下柏野町153番地

ヘルスケア営業部 03-5764-3403

札幌 011-737-6601　仙台 022-212-8751　名古屋 052-232-7701　北陸 076-277-6790
大阪 06-4807-7707　広島 082-535-7701　高松 087-869-0877　福岡 092-715-7706

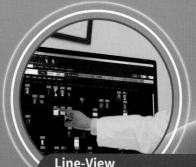
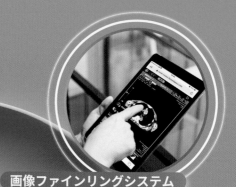
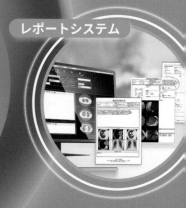
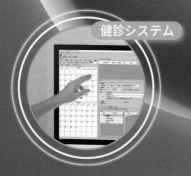
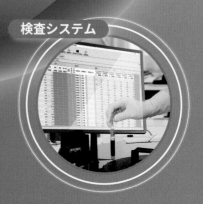
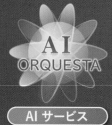
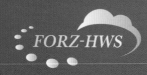
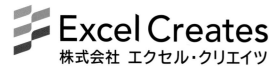

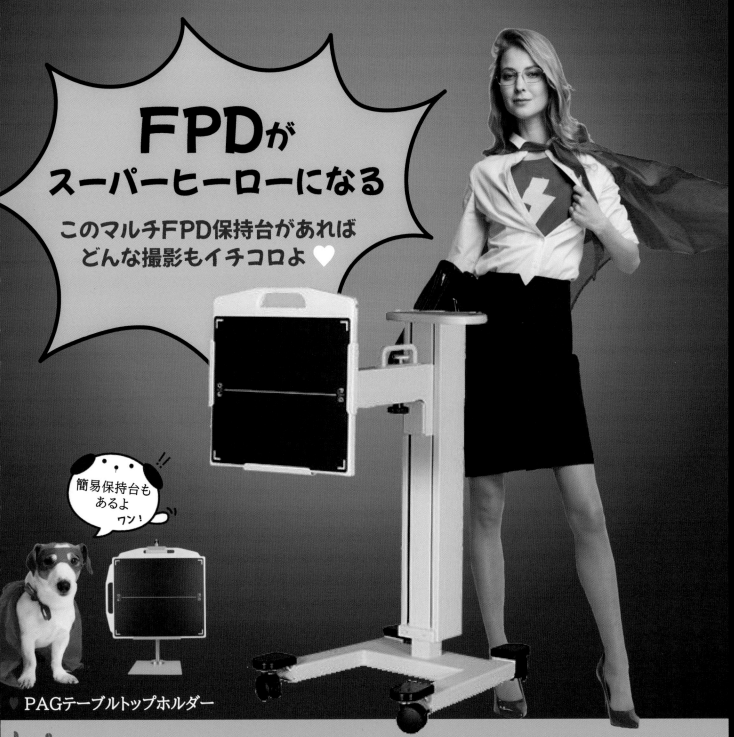
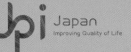

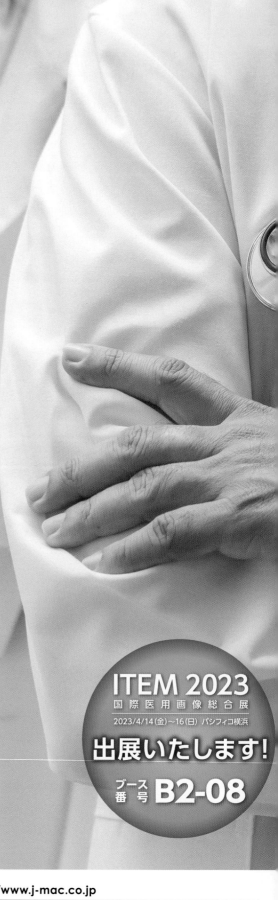

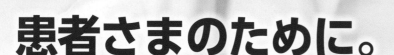

患者さまのために。

お客様に選ばれるソリューションパートナーとして。

今日、医療を取り巻く環境は刻々と変化しています。
高齢化に伴う医療需要の変化や医療制度改革、
診療報酬改定、多様な医療ニーズへの対応…

これらの直面する変化には、医療安全や医療の質の担保、
人材の不足・偏在、病院完結から地域完結への移行など、
様々な問題点や課題があります。

私たちジェイマックシステムは、
放射線画像システムのソリューションパートナーとして、
お客さまの視点に立ち、
最適なソリューションをご提案いたします。

統合PACSソリューション

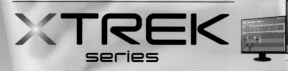 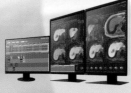

読影レポートシステム

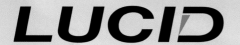

放射線部門業務システム

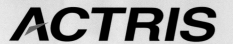

ITEM 2023
国際医用画像総合展
2023/4/14（金）〜16（日）パシフィコ横浜
出展いたします！
ブース番号 **B2-08**

株式会社ジェイマックシステム E-mail:sales@j-mac.co.jp https://www.j-mac.co.jp

【本社】〒060-0034 札幌市中央区北4条東1丁目2-3 札幌フコク生命ビル10F TEL:011-221-6262 【仙台】022-399-8335 【東京】03-5289-8591 【名古屋】052-459-5370 【大阪】06-6241-2521 【福岡】092-263-7920

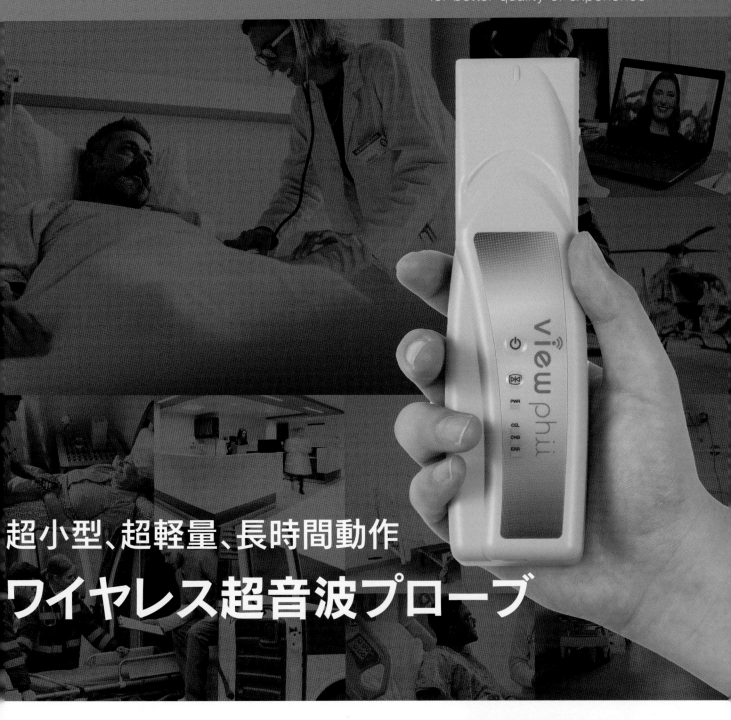

socionext™
for better quality of experience

超小型、超軽量、長時間動作
ワイヤレス超音波プローブ

view phii US

モバイル超音波診断装置 ｜ ビューフィー

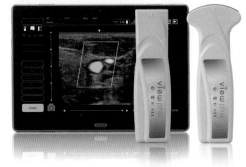

【製造販売元】株式会社アスター電機　〒224-0029 神奈川県横浜市都筑区南山田3丁目6-40
【販　売　元】株式会社ソシオネクスト　〒222-0033 神奈川県横浜市港北区新横浜2丁目10番23（野村不動産新横浜ビル）
販売名 viewphii-US シリーズ ｜ 認証番号 301ABBZX00039000　https://viewphii.com/

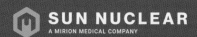
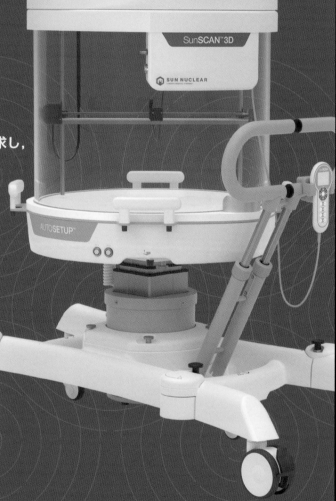

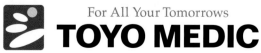

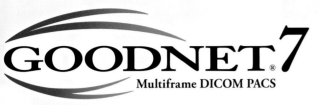
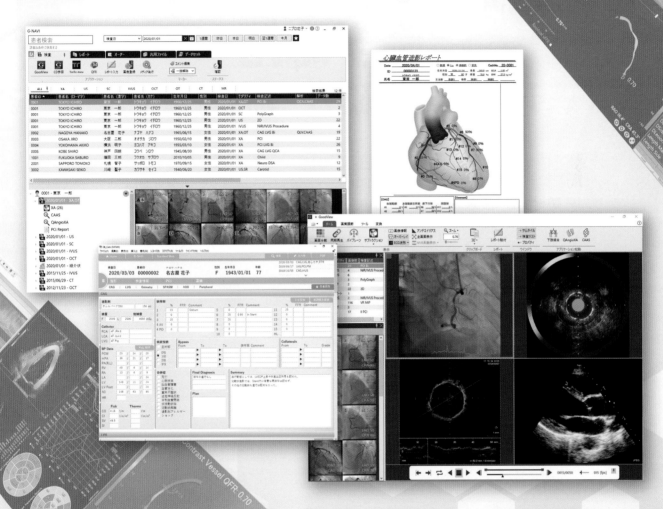
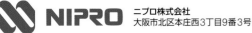

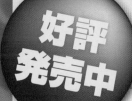
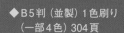

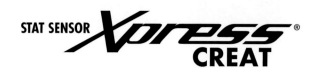

STAT SENSOR **Xpress**® CREAT

クレアチニン迅速測定装置
スタットセンサー エクスプレス i

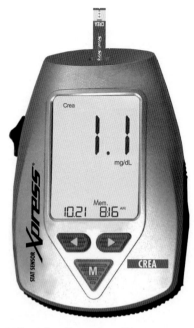

スタットセンサー エクスプレスi
医療機器届出番号 13B1X10094003012

クレアチニン値測定　**30秒で結果表示**

- 全血指頭血検体 1.2μL、30秒で結果表示
- 緊急時の造影検査判断の腎機能スクリーニング
- 投薬や造影剤投与の迅速な判断をサポート
- コンパクトなサイズ、シンプルな検査手順

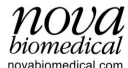

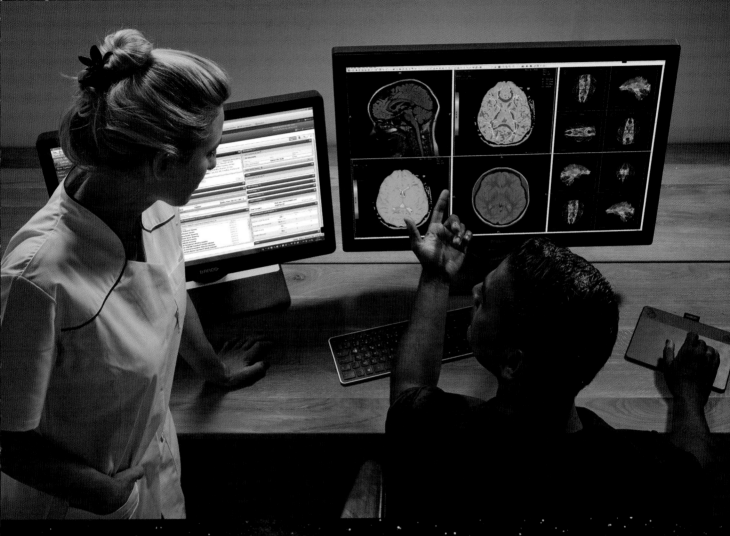

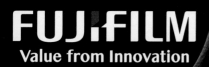
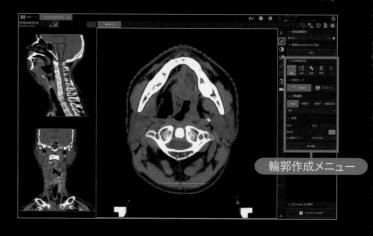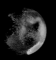

FUJiFILM
Value from Innovation

Reproducibility
[再現性]
検査者や被検者によって
ばらつきのない安定した画質を
描出すること

Accuracy
[正確性]
分解能を落とさずに
Signal to Noise ratio (S / N) を
向上すること

Visibility
[視認性]
見づらい症例においても
異常を認識しやすい画像を
提供すること

Utilization of AI
[機械学習]
AI 技術®を活用した
DeepInsight 技術によって
新たな高画質を提供すること

Efficiency
[効率性]
画像調整の負担を減らし
短時間で高画質な画像を
提供すること

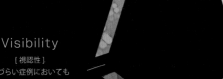

診断をさらに「深める」
超音波画像の
新しいリアリティ

ARIETTA 850 DeepInsight

これからの超音波画像が備えなければならない条件は５つ。この条件をすべてクリアする超音波画像の理想形、もしくは、実現する

ためのテクノロジーやイノベーション、それが「DeepInsight」です。この新しい「DeepInsight」技術を強みとして、高まり

続ける医療現場の期待に応えるべく、富士フイルムヘルスケアは超音波装置をまた一段階進化させました。「画質」、「ワークフロー」、

「アプリケーション」。ARIETTA 850 DeepInsight は、幅広い臨床領域のユーザー

一人ひとりの要求に柔軟に対応しながら、妥協のない診断価値を提供します。

DeepInsight

研ぎ澄まして、音を、みる。

富士フイルムヘルスケア株式会社

https://www.fujifilm.com/fhc

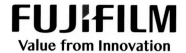
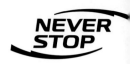
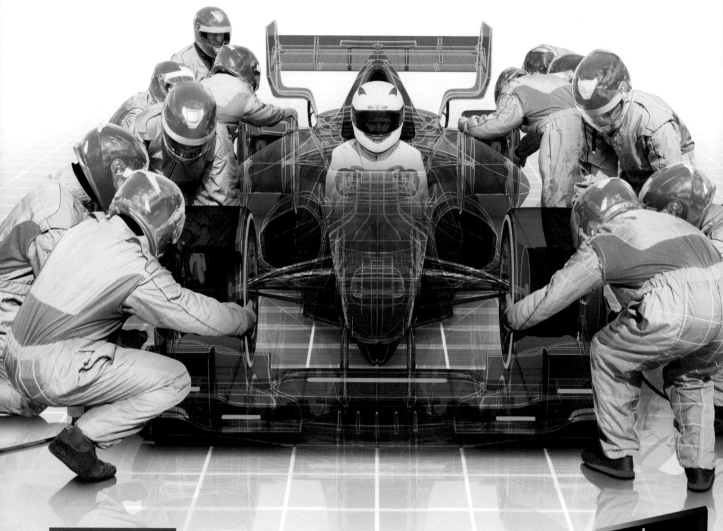

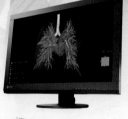
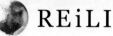

3D™ 診断で、さらに的確に、より効率的に。

3Dimensions™

MAMMOGRAPHY SYSTEM

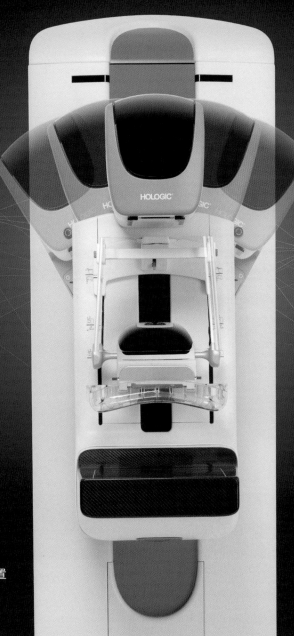

販 売 名：デジタル式乳房X線撮影装置
Selenia Dimensions
認証番号：222ABBZX00177000

■お問合せ先
JPbreast@hologic.com

HOLOGIC®
The Science of Sure

ホロジックジャパン株式会社
〒112-0004 東京都文京区後楽1-4-25 日教販ビル
TEL：03-5804-2340　FAX：03-5804-2321
https://hologic.co.jp

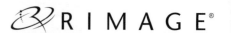
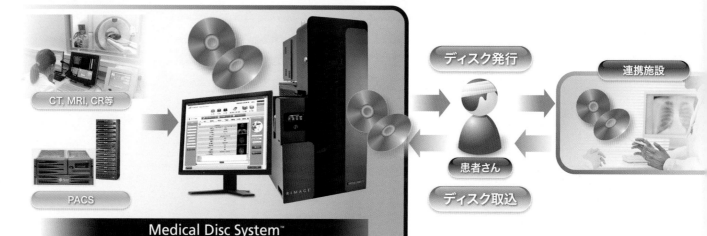
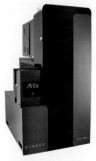
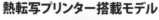
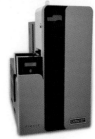
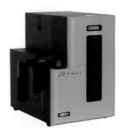
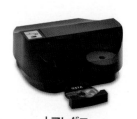
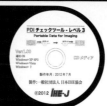
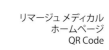

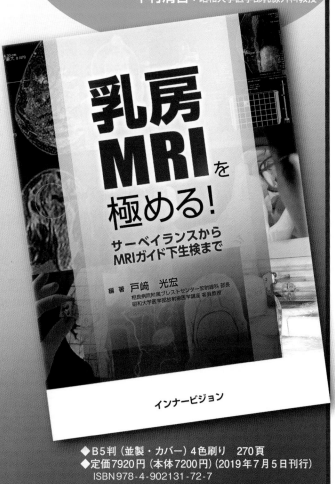

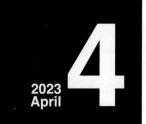

2023 April 4

2023 April

CONTENTS

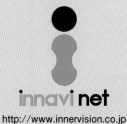

画像とITの
医療情報ポータルサイト

innavi net

http://www.innervision.co.jp

特集

Precision Medicine時代の
Cardiac Imaging 2023
循環器画像診断のCutting edge【後編：MRI, US, IT】

企画協力：真鍋徳子（自治医科大学総合医学第一講座放射線科教授）

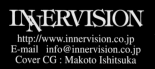

INNERVISION
http://www.innervision.co.jp
E-mail info@innervision.co.jp
Cover CG : Makoto Ishitsuka

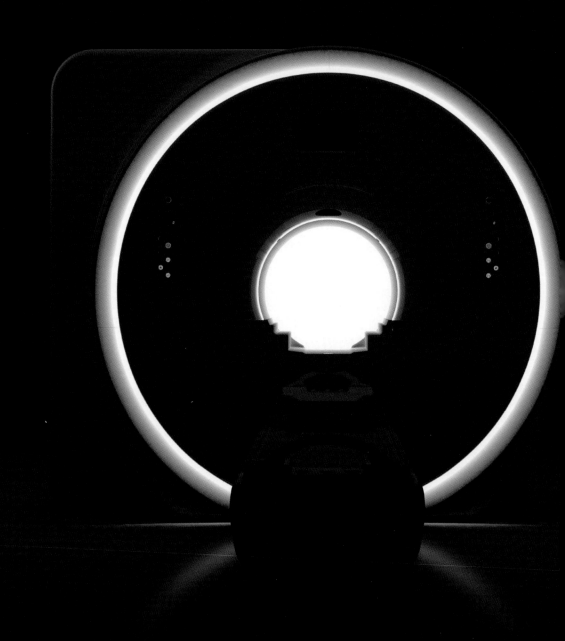

キヤノンメディカルシステムズ株式会社

高精細MRIでしか、見えない「

[*High Power Gradient*] × *AI*

キヤノンメディカルシステムズ株式会社　https://jp.medical.canon

Canon

「世界」へ。

Deep Learningを用いて設計した
ノイズ除去再構成技術搭載。
High Power Gradientによる
高精細画像とAI技術[*]の併用により、
医療現場の未来を拓く、
ハイエンド3テスラ MRI装置
Vantage Centurian 誕生。

High Power Gradient 3テスラ MRI

Vantage Centurian

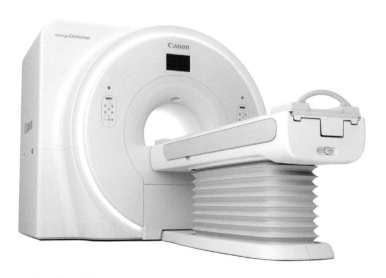

【一般的名称】超電導磁石式全身用MR装置
【販売名】MR装置 Vantage Galan 3T MRT-3020
【認証番号】228ADBZX00066000 【類型】Vantage Centurian
*本システムは自己学習機能を有しておりません。

Made For life

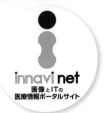

innavi net
画像とITの
医療情報ポータルサイト

ITEM 2023

最新情報はインナビネットで。

ブース
インフォメーション

主要出展企業の
事前情報

ブースレポート

最新製品・技術を
徹底取材

スマートフォン
専用サイト

会場内でも簡単
にアクセス

http://www.innervision.co.jp

インナビネット

株式会社インナービジョン
〒113-0033　東京都文京区本郷3-15-1　TEL：03-3818-3502　FAX：03-3818-3522　E-mail：info@innervision.co.jp　URL：http://www.innervision.co.jp

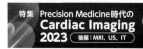

特集 Precision Medicine時代の Cardiac Imaging 2023 (後編：MRI, US, IT)
総論

循環器画像診断の Cutting edge

真鍋　徳子 　自治医科大学総合医学第一講座放射線科

　循環器画像診断の Cutting edge をテーマに，3月号の「前編」では CT, XA, 核医学を取り上げた。4月号では「後編」として，MRIと超音波検査（US），そして IT（ワークステーション，PACS, AIソフトウエア）について各医療機器メーカーの最新機器の進化をご紹介いただく。

MRI

　MRIは時間分解能と空間分解能がトレードオフの関係であることが，循環器領域においては特に大きなジレンマであった。近年，deep learning reconstruction 技術を用いて，画質を担保しつつ撮像時間を短縮したり，逆に同じ時間でより高精細な画像取得が可能となっている。心臓MRI検査は，CTに比べて検査時間が長く，息止めが不十分で画質不良となることがしばしば経験されてきたが，自由呼吸下でも撮像可能な

シーケンスの開発も進んでおり，より多くの患者に間口が広がることが期待される。

US

　かねてより US は，検査者間誤差と再現性の低さが問題となってきた。他モダリティ同様，US に関しても AI を用いた自動化がキーワードであり，自動計測技術の進化により，簡便かつ再現性が高くなっている。自動化が進むと計測時間自体も短縮が見込まれ，検査者および被検者両者にとってより優しい検査となっていくのではないだろうか。

　また，他モダリティとの位置合わせ，フュージョンするツールが一般的になっていくことで，治療のナビゲータとして臨床でより広く，深く使われていくのだろうと期待される。

IT

　画像診断の補助もさることながら，画像のセグメンテーションはわれわれの日常業務のサポートツールとして，すでに一度使うと手放せなくなっている放射線科医・診療放射線技師も多いのではないだろうか。特に結節や血管径の計測など再現性が要求される作業こそ，AI を用いた支援ツールが大きく生かされる。また，肺結節の検出においても，従来の「セカンドリーダー型」から「コンカレントリーダー型」としての使用が一部の解析ツールではすでに承認されており，読影時間の短縮に寄与することが期待されている。

　読影のみならず，画質改善や被ばく低減のため，各モダリティでもさまざまな形で AI がすでに導入されており，患者と医療従事者の両方に貢献していることは間違いない。

〈0913-8919/23/￥300/論文/JCOPY〉

1. MRI技術のCutting edge ── Deep Learning ReconstructionなどAIを中心に
1）循環器画像診断におけるキヤノンMRI最新技術

佐野雄一郎 キヤノンメディカルシステムズ㈱ MRI営業部

近年の医療AIの技術革新は目覚ましく，MR画像診断においても実用化されている。キヤノンメディカルシステムズは，AIの一手法であるディープラーニングを用いて設計したSNR向上再構成技術「Advanced intelligent Clear-IQ Engine（AiCE）」を1.5T，3Tの各ラインアップへ製品展開している。AiCEが搭載されたMRIは，大学病院や民間病院，クリニックを含め全国で285台導入＊されている。循環器領域でもその有用性が報告されており，thin slice imagingや定量解析の精度向上に活用されている。さらに，撮像技術のみならず定量解析ソフトウエアの進歩も目覚ましく，術者に依存せず簡便かつ短時間で解析ができるようになっている。本稿では，循環器画像診断におけるAiCEの活用事例と，心臓検査に付加価値をもたらす定量解析アプリケーションについて紹介する。

■AiCEによる高画質化

AiCEは，ディープラーニングを用いて低SNR画像から高SNR画像を出力するSNR向上再構成技術である。ノイズの多い画像をどのように計算すれば高SNRの教師画像に近づくかを学習させ，deep convolutional neural network（DCNN）を構築している。そのDCNNを装置に搭載することで，撮像した低SNR画像のノイズを選択的に除去することができ，高SNR画像として出力される。AiCEでは高周波成分のみを学習させることで，撮像部位や2D/3Dなどの画像種に依存しないデノイズが可能であり[1]，さまざまな高速化技術と併用することもできる。また，元画像のノイズ量推定による外部入力機構を設けることで，高い汎用性を実現している。循環器領域においては，遅延造影（late gadolinium enhancement：LGE）やMR coronary angiography（MRCA）の高

分解能化，心筋mapの精度向上に活用されている。

LGEは心筋線維化評価のゴールドスタンダードであり，陳旧性心筋梗塞におけるバイアビリティ評価や心筋症の鑑別診断に有用とされており，高分解能LGEでは右心室梗塞や心内膜下梗塞の広がりを明瞭に描出できるという報告[2,3]がある。AiCEを適用することで，高分解能化におけるSNR低下を補うことができ，図1に示すようなthin slice imagingが可能となる。拡張型心筋症のLGEにおいて，心筋中層に造影効果が認められる症例は予後不良である[4]とされているが，症例によっては淡い造影効果で判別しづらい場合もある。図2に示す拡張型心筋症におけるAiCE適用thin slice imagingでは，パーシャルボリューム効果が改善されて造影部分を鮮明に描出することができ（↓），病変の連続性を評価することができる（臨床コメント提供：自治医科大学附属さいたま医療センター・相川忠夫先生）。

MRCAは被ばくを伴わず非造影で冠動脈の評価ができ，冠動脈CTAが困難な高度石灰化症例や造影剤アレルギー患者でも内腔の描出ができるという特長を持つ。AiCEを適用した高分解能MRCAは，従来条件と比較してcontrast to

noise ratio（CNR）が向上し，冠動脈のシャープネスやトレーサビリティの視覚評価スコアも有意に高かった[5]と報告されている。AiCEを適用することでSNRの高い高分解能画像を得ることができ，より詳細な形態評価が可能になると期待される。

■心筋mapの精度向上

心筋T1 mappingは，LGEでは評価しづらいびまん性の心筋線維化が評価可能であり，早期の心筋障害などの把握に有用である。the Society for Cardiovascular Magnetic Resonance（SCMR）より報告されたconsensus report[6]では，有用性が証明されているアミロイドーシスやFabry病でのT1 mappingの使用が推奨されている。また，近年話題となっている新型コロナウイルス感染症（COVID-19）感染による合併症あるいはワクチン接種後副反応による心筋炎評価では，T2 mappingも注目されている。COVID-19ワクチン接種後の心筋炎7名の評価において，全例で心外膜側優位のLGEが確認され，そのうち3例では合致する心筋浮腫がT1 mapやT2 mapにて検出された[7]と報告されている。

AiCEはその汎用性の高さから心筋

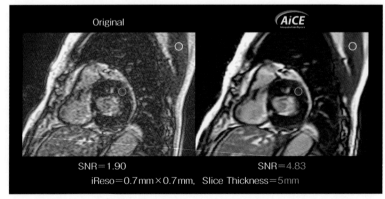

図1 肥大型心筋症におけるAiCE適用thin slice LGEのSNR向上効果
（画像ご提供：自治医科大学附属さいたま医療センター様）

〈0913-8919/23/￥300/論文/JCOPY〉

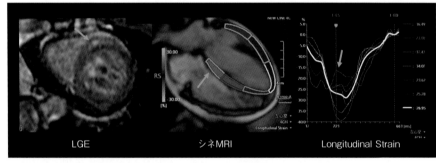

図2 拡張型心筋症における AiCE 適用 thin slice imaging の有用性
（画像ご提供：自治医科大学附属さいたま医療センター様）

表1 Native T1 map における AiCE の効果（ボランティア撮像値：1.5T）
（データご提供：自治医科大学附属さいたま医療センター様）

	AiCE なし	AiCE あり	P値
T1値（ms）	942.0	943.5	1.00
標準偏差	50.2	42.2	＜0.0001

図3 COVID-19感染後心筋炎におけるストレイン解析
（画像ご提供：自治医科大学附属さいたま医療センター様）

LGE　　　シネMRI　　　Longitudinal Strain

図3は，COVID-19感染後心筋炎の症例に対しストレイン解析を実施した例である。LVEFは70％と保たれているが，心嚢液貯留があり基部側の中隔中層に限局したLGEが見られる。左室 longitudinal strain を見るとLGEのある基部側の中隔に限局的なストレイン低下が見られ（図3 →），シネ画像から心筋障害の評価を行うことができる（臨床コメント提供：自治医科大学附属さいたま医療センター・相川忠夫先生）。

◎

循環器画像診断におけるAiCEの活用事例と，シネ画像でストレイン解析が可能なMC-WMTについて紹介した。これらの技術が検査を受ける患者，撮像や解析を行う技師，診断や治療を行う医師それぞれの負担を軽減し，心臓MRIのさらなる日常臨床への普及と，さまざまな疾患に対する診断の一助となれば幸いである。

＊2022年12月末時点（予定含む）

●参考文献
1) Kidoh, M., et al. : Deep Learning Based Noise Reduction for Brain MR Imaging : Tests on Phantoms and Healthy Volunteers. *Magn. Reson. Medi. Sci.*, 19 (3) : 195-206, 2020.
2) Larose, E., et al. : Right ventricular dysfunction assessed by cardiovascular magnetic resonance imaging predicts poor prognosis late after myocardial infarction. *J. Am. Coll. Cardiol.*, 49 (8) : 855-862, 2007.
3) Barbier C.E., et al. : Clinically unrecognized myocardial infarction detected at MR imaging may not be associated with atherosclerosis. *Radiology*, 245 (1) : 103-110, 2007.
4) Assomull, R.G., et al. : Cardiovascular magnetic resonance, fibrosis, and prognosis in dilated cardiomyopathy. *J. Am. Coll. Cardiol.*, 48 (10) : 1977-1985, 2006.
5) Yokota, Y., et al. : Effects of Deep Learning Reconstruction Technique in High-Resolution Non-contrast Magnetic Resonance Coronary Angiography at a 3-Tesla Machine. *Can. Assoc. Radiol. J.*, 72 (1) : 120-127, 2021.
6) Messroghli, D.R., et al. : Clinical recommendations for cardiovascular magnetic resonance mapping of T1, T2, T2* and extracellular volume : A consensus statement by the Society for Cardiovascular Magnetic Resonance endorsed by the European Association for Cardiovascular Imaging. *J. Cardiovasc. Magn. Reson.*, 19 (1) : 75, 2017.
7) Rosner, C.M., et al. : Myocarditis Temporally Associated With COVID-19 Vaccination. *Circulation*, 144 (6) : 502-505, 2021.

問い合わせ先
キヤノンメディカルシステムズ株式会社
MR営業部
〒212-0015
神奈川県川崎市幸区柳町70-1
TEL：03-6369-9644
https://jp.medical.canon/

mapへの適用も可能である。AiCEを適用することで，定量値に影響を与えることなく標準偏差（SD）を低減（表1）することができ，定量解析の精度向上が期待できる。

■シネ MRI を用いたストレイン解析

MRIの心機能解析として，シネMRIを用いた駆出率（EF）の計測や容量解析に加えて，局所心筋の形態変化を定量化できるストレイン解析が注目されている。当社の医用画像解析処理ワークステーション「Vitrea」に搭載している「MR Multi-Chamber Wall Motion Tracking（MC-WMT）」では，シネMRIを用いたストレイン解析が可能である。特別なスキャンは必要なく，過去の

ルーチン検査や他施設で撮像されたシネMRIからもストレイン解析を実施できる。MC-WMTでは，左心室はもちろんのこと，右心室や心房のストレイン解析もできるのが特長である。

MC-WMTにおける心筋トレースは，template matching技術を用いている。任意のフレームでテンプレートを設定し，それが次のフレームでどこに移動したかをテンプレートのパターンが最も合致する領域を探すことで推定している。左心室／右心室の短軸については，ワンクリックで初期輪郭の抽出とフレーム間の輪郭トレースを自動で行うことができる。特に右心室解析において，従来の手動トレースでは手間と時間がかかっていたため，自動化により解析者の負担が軽減される。

1. MRI技術のCutting edge ── Deep Learning ReconstructionなどAIを中心に

2）心臓MRI検査におけるdeep learning reconstruction 技術紹介

五十嵐太郎　GEヘルスケア・ジャパン㈱イメージング本部MR部

近年，画像再構成の領域で活用される深層学習（ディープラーニング）の技術は，signal to noise ratio（SNR）の改善など，MR画像における画質向上のブレイクスルーとして大きな注目を浴びている。deep learning reconstruction（DLR）による画質改善は，全身の領域を問わず，あらゆる画像コントラストで活用されている。その中でも心臓領域のMRI検査においては固有の撮像法が多く，DLRの恩恵は画質の改善のみならず，定量画像の信頼性の向上など多岐にわたって活用されている。本稿では，GE社のDLR技術である「AIR Recon DL」を中心に，心臓領域におけるDLRの技術動向を概説する。

■ AIR Recon DLの画像再構成 パイプライン[1]

AIR Recon DLは，ディープラーニングの技術を用いた画像再構成アルゴリズムで，MRIの画質改善に大きく寄与する技術である。MRIにおけるDLRの技術はSNRの改善を図るものが主流であるが，AIR Recon DLはSNR改善だけではなく，画像尖鋭度の向上とトランケーション（打ち切り）アーチファクトを低減させる効果を併せ持っている。

ディープラーニングの学習には教師あり学習が採用されており，多くの学習データを基に理想的な解を導き出すアルゴリズムとなる。AIR Recon DLにおける画像再構成時の理想的な解というのは，ノイズレベルが非常に低く，高い空間分解能を有する画像で構成され，トランケーションを最小限にとどめた画像となる。学習データはMR画像に変換される前にある未加工の複素数データ（rawデータ）が採用されている。学習データには学習の堅牢性を高めるためのデータセットが用意されており，回転と反転，強度勾配，位相，およびガウシアンノイズを含む多様な学習セットから学習処理

が行われる。ニューラルネットワークの中間層の処理はconvolutional neural network（CNN）が用いられており，理想的な画像トレーニングデータと取得されたサンプリングデータをペアとして，SNRが改善されつつ尖鋭度の向上，トランケーションアーチファクトが低減された画像が出力されるようなアルゴリズムで構成されている。

AIR Recon DLの画像再構成パイプラインにおいて，画像尖鋭度向上，トランケーションアーチファクトの低減効果は，CNNの過程の中でノイズ除去コントロールとは別に実行されている。したがって，ノイズ低減レベルを変化させても，出力される画像は尖鋭度向上とトランケーション低減の効果が得られる。また，このネットワーク設計は再構成パイプラインへの緊密な統合により，パラレルイメージングや部分フーリエなど，多くの既存の技術とシームレスに動作される。従来の画像再構成アルゴリズムで理想的な画像を得るには，非常に時間をかけて撮像を行っていく必要があったが，AIR Recon DL画像再構成による画質改善により，短時間でSNRが改善された高い空間分解能の画像を取得することができるようになった（図1）。

■ 心筋遅延造影

心筋遅延造影撮像は，心筋バイアビリティの評価に重要なコントラストであり，心臓MRI検査の診断に欠かせない

画像コントラストの一つである。心筋遅延造影では，正常心筋組織の信号をnullにして撮像を行うため，心筋内に散りばめられる白色ノイズは診断の妨げとなる。心筋遅延造影シーケンスであるmyocardial delayed enhancement（MDE）は，AIR Recon DLによる画像再構成を適用することが可能であり，撮像時間を延長することなく画像全体のノイズを低減させることにより，心筋の微細な信号変化をとらえることが容易となる（図2）。また，画像尖鋭度を向上させる効果により，空間分解能が低い撮像条件であってもシャープな画質を得ることが可能となる。MDEにAIR Recon DLを適用することにより，心筋と造影領域の境界が明瞭となり，微細な解剖構造を正確に描出できるようになる（図3）。

また，高速撮像を目的としたsingle shot MDEでは，SNRや空間分解能を犠牲にして撮像時間の短縮が図られてきたが，AIR Recon DLを併用することにより，短時間でも十分なSNRが担保され，かつ尖鋭度が向上した画像を提供する。さらに，AIR Recon DLはphase sensitive MDEにも適用可能であり，呼吸同期と併用することにより，コントラストが改善された自由呼吸下心筋遅延造影を，短時間で取得することができる。これにより，患者負担を軽減しつつSNRの改善とコントラストの向上を実現した心筋遅延造影検査が可能となる（図4）。

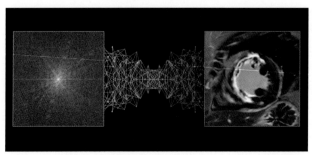

図1　AIR Recon DL 画像再構成の概要
AIR Recon DLの画像再構成パイプラインは，サンプリングされた複素数データがインプットとなり，CNNによる画像再構成フローを介してSNRの改善と尖鋭度の向上，トランケーションアーチファクトの低減を図る。

〈0913-8919/23/¥300/論文/JCOPY〉

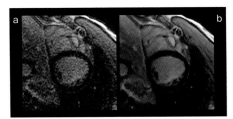

図2 AIR Recon DL における SNR 改善の効果
従来の画像再構成 (a) で見られる正常心筋内の
ランダムノイズは，AIR Recon DL による画像再
構成 (b) により SNR が改善し，クリアな画像が
提供されている。

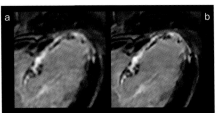

図3 心筋遅延造影における尖鋭度向上効果
従来の画像再構成 (a) では造影部のドット感
やブラーが見られるが，AIR Recon DL 画像再
構成 (b) ではシャープに描出され，造影領域と
の境界が明瞭になっている。

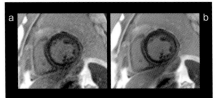

図4 呼吸同期併用 single shot phase
sensitive MDE における従来の
画像再構成 (a) と AIR Recon DL
画像再構成 (b) の比較

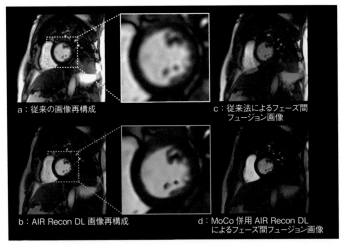

a：従来の画像再構成　c：従来法によるフェーズ間
フュージョン画像

b：AIR Recon DL 画像再構成　d：MoCo 併用 AIR Recon DL
によるフェーズ間フュージョン画像

図5　パーフュージョン撮像における従来法と MoCo 併用 AIR Recon DL
の比較
従来の画像再構成法 (a) と比較すると，AIR Recon DL 画像再構成では
SNR の改善と併せて乳頭筋が明瞭に確認される (b)。また，動き補正に関し
て従来法では，フェーズ間で位置ズレが生じている (c) が，MoCo により呼
吸による位置ズレが補正されている (d)。

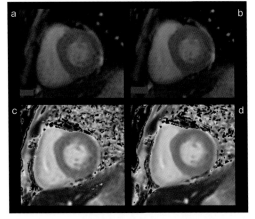

図6　MOLLI FIESTA による T1 マッピング画像
a：従来の画像再構成法を用いた元画像
b：AIR Recon DL 画像再構成を用いた元画像
c：従来の画像再構成法を用いた T1 マッピング画像
d：AIR Recon DL 画像再構成を用いた T1 マッピング画像

■ 心筋パーフュージョン

　心筋への first pass の血行動態を観察
するために，心筋パーフュージョンにて
造影効果の経時的変化を観察する。心
筋パーフュージョンでは，呼吸の動きに
対してフレーム間の動きを低減する非剛
体動き補償アルゴリズム (motion cor-
rection：MoCo) により，自由呼吸下で
ダイナミック撮像を可能にする。MoCo
は各スライスで独立して機能しており，
短軸像のみでなく，長軸像や四腔像で
の動きが補償される。また，AIR Recon
DL への互換性もあり，動きへの補償と
併せて画質改善が図られ，より精度の
高いパーフュージョン解析を実現する
(図5)。

■ T1 マッピング

　AIR Recon DL は，組織性状の定量
画像である T1 マッピングにも互換性が
ある。T1 マッピングの手法には satura-
tion method using adaptive recovery
times for T1 mapping of the heart
(SMART1Map) と modified look-
locker inversion recovery (MOLLI)
があるが，AIR Recon DL は両者とも使
用が可能である。複数の飽和回復時間
の画像から T1 が算出されるため，出力
される T1 マッピングの定量画像はおの
おのの回復時間の画像に存在する白色
ノイズの影響を受ける。AIR Recon DL
によってノイズ除去された画像を基にピ
クセルごとに T1 フィッティングが行わ
れるため，白色ノイズによる異常ピクセ
ル値を減少させる。これにより，精度の
高い T1 フィッティングを実現し，ROI
計測において定量平均値を変化させるこ
となく標準偏差を抑えた信頼性の高い
T1 値の計測が可能となる (図6)。

◎

　本稿では，心臓 MRI 検査における
AIR Recon DL が果たす臨床への貢献に
ついて概説した。DLR は MRI の画質を
改善させるだけでなく，定量値の信頼性
を向上させる。AIR Recon DL は MRI
診断に携わる医師や診療放射線技師の
診断への貢献だけでなく，患者負担の軽
減につながるような革新的技術である。

製造販売 GE ヘルスケア・ジャパン株式会社
SIGNA Pioneer
販売名：シグナ Pioneer
227ACBZX00011000
SIGNA Architect はディスカバリー MR750ｗ類型
SIGNA Architect です。
223ACBZX00061000
汎用画像診断装置ワークステーション AW サーバー
22200BZX00295000
アドバンテージワークステーション
20600BZY00483000

●参考文献
1) Lebel, R.M. : Performance characterization
of a novel deep learning-based MR image
reconstruction pipeline. arXiv:2008. 06559,
2020.

問い合わせ先

GE ヘルスケア・ジャパン株式会社
〒191-8503
東京都日野市旭が丘 4-7-127
TEL：0120-202-021 (コールセンター)
gehealthcare.co.jp

1. MRI技術のCutting edge ── Deep Learning ReconstructionなどAIを中心に
3) シーメンスヘルスケアにおける心臓MRIの技術動向

市場 義人　シーメンスヘルスケア（株）ダイアグノスティックイメージング事業本部MR事業部

心臓MRI（CMR）検査は，汎用性の高い非侵襲的な画像診断法であり，心機能，形態や組織性状と包括的に評価を行うことができるツールとなっている。心血管疾患（CVD）の有病率は年々増加傾向にあり，世界的に見ても罹患率・死亡率の高い疾患の一つとなっている。このような背景から，CMRがCVD患者の診断，治療，およびモニタリングにおいて重要な役割を担っていることは明らかである。しかし，CMRがさらに普及するためには，①長い検査時間，②多くのパルスシーケンスとパラメータ，撮像断面の設定という撮像手技の複雑さ，③心臓と呼吸による生理的な動き，という課題を解決する必要がある。

本稿では，これらの課題に対する人工知能（AI）やそのほかのSiemens Healthineersの技術について紹介する。

■「myExam Cardiac Assist」による自動プランニング

日常的にCMR検査を実施する上で最も難しいと考えられる部分は，撮像位置の断面設定の煩雑さである。これまでのCMR検査では，画像の品質が撮像オペレータの経験値に依存してしまい，誤った撮像位置や撮像タイミングにより画像診断が困難となる場合があった。myExam Cardiac Assistでは，AIを用いたアルゴリズムにより撮像断面設定の

ワークフロー全体を簡便化でき，撮像プロトコールおよびワークフローを標準化することが可能になる[1), 2)]。これにより，オペレータ間での画質の差が低減され，かつ全体の検査時間の短縮にも貢献する。

■「BioMatrix Beat Sensor」による心拍同期撮像

CMR検査を行うには，心臓の動きの影響をなくすため心電図による同期撮像は必須である。しかし，心電図同期には，電極を取り付けるための準備時間や患者の不快感，また，不整脈による心電図異常や，磁気流体力学効果〔magnetohy-drodynamic（MHD）effect〕によるT波の増強などの問題点がある。BioMatrix Beat Sensor（以下，Beat Sensor）は，pilot tone技術[3)]を基にした，既存の方法とは異なる新しいCMRの同期撮像技術である。図1のように，Beat Sensorを搭載したBioMatrix Bodyコイルを胸部に配置するだけで，心拍同期撮像の準備が完了する。その後，検査開始時にBeat Sensor専用のトレーニングスキャンを行うことで，Beat Sensorをトリガーとして認識することが可能となる。すでに，さまざまな年齢層，体格，症例においてBeat Sensorを用いた検査が実施されており，従来の心電図トリガーと比

較しても遜色のない，安定したトリガー信号が得られている。また，Beat Sensorを用いた心拍同期撮像は電位を用いていないため，既存の心電図同期撮像で問題となる皮膚との接触不良や電極配置によるトリガー不良，MHD effect（特に高磁場強度）などを回避できることが報告されている[4)]。特に，不整脈のある患者では，心電図異常の影響を受けやすい心電図トリガーに代わる有用な手法となる[5)]。

■ Deep learning reconstructionの現在と技術開発動向

Siemens Healthineersのdeep learning reconstruction技術である「Deep Resolve」は，パラレルイメージングにより生じるg-factorの影響を含めた不均一なノイズを効果的にdenoiseする「Deep Resolve Gain」と「Deep Resolve Boost」，さらに，超解像技術により低空間分解能の画像から高空間分解能な画像を再構成する「Deep Resolve Sharp」がある（図2）。これらはまずTSEシーケンスにて適用が可能で，順次適用シーケンスの拡大を進めている。また，ノイズ低減技術と超解像技術の両者を併用することが可能である。特に，Deep Resolve Boostを用いることで，パラレルイメージングファクタを4倍速という高い倍速に設定しても，良好な画質を得ることができる。TSEシーケンスにおいて高いパラレルイメージングファクタを利用できる利点は，画像1枚あたりの心拍数を減らすことができ，撮像時間の短縮につながる点である。また，1心拍あたりのデータ収集時間が短くなるようturbo factorを小さくすることで，心臓の動きによるアーチファクトを低減する設定も可能である。

心臓検査においてTSEシーケンスは，dark-blood撮像に用いられている。一般

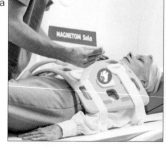
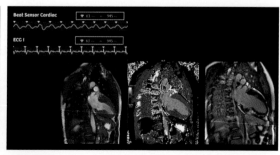

図1　Beat Sensorのセッティングと各種画像
Beat Sensorでは，心電図の準備が不要で，受信コイルを患者にセットするだけで心拍同期撮像の準備が完了する（a）。Beat Sensorにより，ECGによって得られる心拍と同様の同期信号が得られている（b 上段）。Beat Sensorを使用した心臓シネ画像，T1map，遅延造影を示す（b 下段）。

〈0913-8919/23/￥300/論文/JCOPY〉

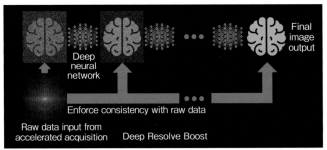
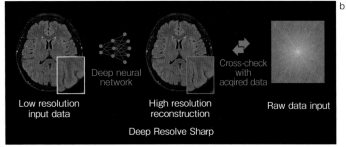

図2 Deep Resolve Boost（a）と Deep Resolve Sharp（b）の再構成ワークフローの模式図
Deep Resolve Boost は，unrolled optimization をベースとしたディープラーニング再構成技術であり，データの整合性を保ちつつ，パラレルイメージングによる不均一なノイズを低減する（a）。また，Deep Resolve Sharp は，画像ベースで超解像化を図る当社独自の技術で，基のk-spaceデータとのクロスチェックにより，コントラストへの影響のない高空間分解能化を実現している。

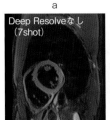
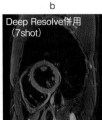
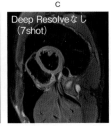
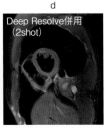

図3 通常のT2w TSE FS dark-blood画像と Deep Resolve を使用した画像
Deep Resolve を使用した dark-blood 撮像（b）では，通常のT2w dark-blood 撮像（a）に比べて，shot数が同じ場合では高分解能での画像が得られている。また，Deep Resolve を用いて2shot撮像した画像（d）は，Deep Resolve を使わずに7shotで撮像した画像（c）と同程度の画質が得られている。

的にdark-blood撮像では，dark-bloodパルスの原理上，各スライスをシーケンシャルに撮像する必要があり，従来法では基本的に1回の息止めで1スライスしか撮像できない。そのため，検査によっては，長い息止めを複数回行う必要があった。しかし，Deep Resolve を利用することで息止め時間を短くすることができ，1回の息止め時間内に複数断面のスライス取得が期待できる（図3）。また，データ収集に必要な心拍数を減らすことができれば，不整脈への対応がしやすくなるという利点もある。さらに，RSNA 2022において Deep Resolve のHASTEシーケンスへの適用が発表された。これにより，息止めの難しい患者や不整脈患者でも，より安定したdark-blood撮像が可能となるだろう。

CMRの中でも冠動脈MRAは撮像時間が長く，心拍と呼吸の影響を受けやすいため，安定した画質を得ることが難しい。圧縮センシング技術により撮像時間は短縮可能であることがすでに示されているが，再構成時間の延長や圧縮センシング再構成による鮮鋭度の低下などの問題点がある。Steedenらは，AIを用いた冠動脈MRAの超解像技術を開

発（プロトタイプ）し，低空間分解能の収集データから高空間分解能な冠動脈MRAの再構成に成功したことを報告している[6]。これにより，従来の約1/3の撮像時間での冠動脈MRA撮像を可能とし，血管径の計測値においても従来法と比較して有意差がないことが確認されている。さらに，呼吸性移動によるアーチファクトを低減するmotion correctionやradial samplingのaliasingアーチファクトの低減（de-aliasing）を可能とする deep neural network の開発[7]も行っており，冠動脈MRAだけでなく，3Dシネやphase contrast MRAへの応用も報告されている[8]。

◎

CMRにおける Siemens Healthineers の取り組みとして，AIを用いたアルゴリズムを搭載したmyExam Cardiac Assistによるワークフローの改善と，心臓の同期撮像に対する新しいトリガーソースである Biomatrix Beat Sensor，さらに，Deep Resolve のdark-blood撮像への適用と，deep learning reconstructionの開発動向について紹介した。これまでも Siemens Healthineers は，圧縮センシングによるリアルタイムシネ

や，「Heart Freeze」と呼ばれるT1・T2 mapping，パーフュージョンや遅延造影におけるmotion correction機能など，CMR検査の課題を解決するための技術開発を行ってきた。前述の冠動脈MRAにおけるAI技術の応用など，現在もさまざまな技術開発が進行している。今後もこのような先進的な技術の臨床応用が期待される。

●参考文献
1) Thomas, S.J., et al. : The need for speed – adenosine stress MRI in less than 30 minutes. *J. Cardiovasc. Magn. Reson.*, 15 (Suppl 1) : E24, 2013.
2) Wang, K., et al. : Free-Breathing 10-Min Cardiac MRI Protocol at 3.0t : Single-Center Experience. *Biomedical Journal of Scientific & Technical Research*, 41 (1) : 32365-32373, 2022.
3) Speier, P., et al. : PT-Nav : A novel respiratory navigation method for continuous acquisitions based on modulation of a pilot tone in the MR-receiver. *Proc. ESMRMB 2015*, 129 : 57-78, 2015.
4) Bianca, S. : BioMatrix Beat Sensor —— the Technologist's Perspective. *MAGNETOM Flash*, 83 : 11-14, 2023.
5) Christina, K., et al. : Clinical Approach of BioMatrix Beat Sensor Cardiac Triggering *MAGNETOM Flash*, 83 : 7-10, 2023.
6) Steeden, J.A. et al. : Rapid whole-heart CMR with single volume super-resolution. *J. Cardiovasc. Magn. Reson.*, 22 (1) : 56, 2020.
7) Steeden, J.A. : Deep Learning for Cardiovascular MR Image Reconstruction. Lunch Symposium ESMRMB 2019.
https://www.magnetomworld.siemens-healthineers.com/hot-topics/artificial-intelligence
8) Jaubert, O., et al. : Deep artifact suppression for spiral real-time phase contrast cardiac magnetic resonance imaging in congenital heart disease. *Magn. Reson. Imaging*, 83, 125-132, 2021.

問い合わせ先

シーメンスヘルスケア株式会社
コミュニケーション部
〒141-8644
東京都品川区大崎 1-11-1
ゲートシティ大崎ウエストタワー
TEL : 0120-041-387
https://www.siemens-healthineers.com/jp/

1. MRI技術のCutting edge —— Deep Learning ReconstructionなどAIを中心に

4）SENSEとDLRの融合：「SmartSpeed AI」

小原　真／上田　優／権　池勲／米山　正己／ヴァンカウテレン　マルク
（株）フィリップス・ジャパンMRクリニカルサイエンス

MRIの高速化は，臨床導入開始と同時に本格化し，現在もなお追い求められている普遍的なテーマと言えるだろう。

2022年の北米放射線学会で，フィリップスは「Compressed Sensitivity Encoding（C-SENSE）」[1]のsparse変換&denoise部分をAIに置換した「SmartSpeed AI」[2]の発表を行った。wavelet変換から得られる空間周波数に限定されることなく，大量のパラメータから高速化に必要な特徴を抽出することで，さらなる高速化の実現をねらう。また，画像再構成AI（deep learning reconstruction：DLR）の一般論として，フルサンプリングされた教師データは入力する学習データに比べてSNRが高くアーチファクトが少ないことから，完成したアルゴリズムは本質的に高画質化AIとなる。本稿では，高速化&高画質AIプラットフォームSmartSpeed AIを解説し，本特集のテーマである循環器領域における応用例を紹介する。

■ 高速化 & 高画質化DLR：physics-driven

図1に，DLRにおいて代表的なpost-processing type（a）とphysics-driven type（b）の2つの画像再構成スキームを示す。post-processing typeは，フーリエ変換（FT）やparallel imaging（PI）など従来法による画像再構成後にDLR処理を行う。教師データにフルサンプリング，高加算，あるいは高分解能画像を用いて学習することで，画質の向上を実現する。高速化技術とは，k空間データのアンダーサンプリングにより発生する折り返しを展開あるいは除去することなので，post-processing typeの画像再構成では，高速化そのもの（つまり折り返しの展開）はPIで完了し，高速化に伴い上昇するノイズの低減など高画質化をDLRで行うという役割分担型スキームとなる。

一方，DLRを高画質化だけではなく高速化にも活用するアプローチがphysics-driven typeである。このアルゴリズムは，FTやPIといった既存の画像再構成技術にDLRを統合する。PIは通常1回のプロセスで折り返しを展開するが，physics-drivenとして用いる場合は，ある適当な初期値を出発点に段階的に折り返しを展開する逐次的（iterative）アルゴリズムとなり，そこにDLR処理を挟み込んでいく。DLR処理されたデータは再びコイルごとのk空間データに戻され，実収集データとの整合性をチェックした後，次の折り返し展開プロセスへと移行する。折り返しの展開，除去をPIとDLRのハイブリッドで実行することから高速化AIと定義できる。一方，post-processing type同様，教師データにはフルサンプリングされた画像を用いるので，高画質化機能も備わる。

■ SENSE & DLRのONE-GO physics-drivenコンセプト

SmartSpeed AIは，physics-drivenのPI部分にiterative SENSEを採用し，同じ繰り返しループの中でSENSEとDLRを実行する（ONE-GO），ハイブリッド高速化スキームである（図2）。一般論として，PIによる高速化の課題は，g-factorノイズの増幅を低くコント

ロールすることである。g-factorとはPI起因のノイズレベルを示すパラメータで，サンプリングパターン，コイル素子数とそれぞれの感度分布，被写体の大きさおよびコイルとの幾何学的な位置関係によって決まる。SENSEには，ノイズスキャンによる各コイルのノイズレベル，リファレンススキャンによるコイルの感度強度や位相分布と被写体の信号分布など，プリスキャンによる事前情報を用いた制約付き重み付け最小二乗法によるg-factorノイズの最小化アルゴリズムが備わっている。さらに，SmartSpeed AIではDLRとの融合を考慮して，k空間内でサンプリング密度が異なる最適ランダムアンダーサンプリングを用いていることから，サンプリング密度に応じた計算の信頼性も重み付け要素に加えて最適解の繰り返し探査を行う。

SmartSpeed AIのAI部分には，「Adaptive-CS-Net」と呼ばれるアーキテクチャを使用している[2]。Compressed Sensing（CS）やC-SENSEで用いられるwavelet変換は，画像の空間周波数成分を高分解能から低分解能までマルチスケールに変換してマッピングするが，Adaptive-CS-Netもwavelet変換に触発されたU-Net like構造によるマルチスケールアーキテクチャとなっている。このねらいは，高速化に有用なsparseと

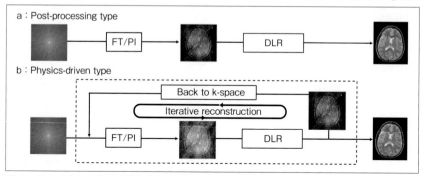

図1　DLRを用いた画像再構成タイプ
a：フーリエ変換（FT）あるいはPIなど，従来画像再構成後にDLR処理を行うpost-processing type。
b：FTあるいはPIとDLRをハイブリッドで用いるphysics-driven type。DLR処理後，画像空間からk空間に再変換し（back to k-space），再びFT/PIを行っていく反復スキームとなる。

〈0913-8919/23/￥300/論文/JCOPY〉

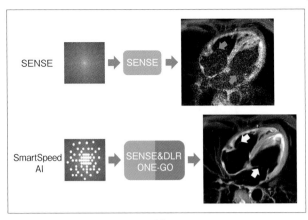

図2　SmartSpeed AI
ノイズN，コイル感度S，リファレンスデータRを用いた繰り返し展開アルゴリズム iterative SENSE と，U-Net like なマルチスケールアーキテクチャを持つ Adaptive-CS-Net を融合した ONE-GO physics-driven type。入力には，SENSE と DLR の融合のために考案された，最適ランダムアンダーサンプリングを用いる。Adaptive-CS-Net の □ で示すフィルタを用いることで，任意のデノイズレベル調整が可能となる。

図3　SmartSpeed AI ストラテジー
SENSE において高い倍速を設定した場合，g-factor ノイズの上昇により弁の情報が失われているが（↓），SmartSpeed AI では，SENSE による g-factor ノイズが上昇する前に DLR 処理が施行されるため，弁が描出されている（⇩）。

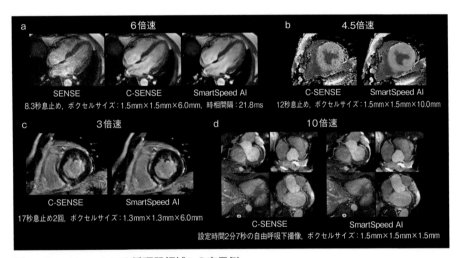

図4　SmartSpeed AI の循環器領域への応用例
シネ (a)，T1 マップ (b)，遅延造影 (c)，whole heart 冠動脈 (d) 撮像における SENSE，C-SENSE，SmartSpeed AI の比較。SmartSpeed AI では高い SNR が保持されている。
（画像ご提供：東京警察病院様）

いう特徴を見出すように解を誘導しながら，空間周波数に制限されるのではなく，大量のパラメータから高速化に必要な特徴を，70万を超える実データを用いた学習により抽出することで，不必要な情報のカットと必要な情報の保持において，より効率的，効果的なデノイズを実現することである。

■ SmartSpeed AI ストラテジーと循環器領域におけるベネフィット

図3では，SmartSpeed AI のストラテジーを従来法 SENSE との比較により説明している。従来法 SENSE の場合，倍速を高く設定したことで g-factor ノイズの上昇に伴い心臓の弁など組織情報の損失が生じている。この対処として post-processing type の DLR を用いてデノイズすることが考えられるが，組織信号レベルまで上昇したノイズをカットすると必要な情報まで失ってしまうリスクがある。一方，SmartSpeed AI では，iterative SENSE と DLR の ONE-GO 処理により弁の情報が保持されている。SmartSpeed AI のストラテジーは，iterative SENSE による段階的な折り返し展開ステップに DLR 処理を挟み込むことで g-factor ノイズを低くコントロールし，情報劣化を抑えながら高い倍速と高画質化を実現することである。

実際の心臓 MRI への応用例を図4 に示す。通常のルーチン検査より倍速を高めに設定したシネ（図4 a），T1 マップ (b)，遅延造影 (c)，whole heart 冠動脈 (d) 撮像にて，SENSE，C-SENSE との比較を行っており，SNR において SmartSpeed AI の明らかな優位性が示されている。高い倍速での SNR の担保は，機能画像，解剖画像，定量画像を含むルーチン検査において，撮像時間や息止め時間の短縮，息止め回数の低減，高空間分解能化，ブラーリングの低減など，ニーズに応じたクリニカルベネフィットへと転化しうるであろう。

◎

本稿では，SENSE，C-SENSE で培ってきた高速化のノウハウを最大限に活用し，そこに学習ベースの AI ストラテジーを融合したユニークな高速化&高画質化技術 SmartSpeed AI を解説した。SmartSpeed AI によるさらなる高速化が，MRI のアクセシビリティの向上をもたらし，画像診断全体から見た診断ストラテジーの最適化に発展していくことを期待する。

●参考文献
1) Geerts-Ossevoort, L., et al. : Compressed SENSE Speed done right. Every time. *Philips FieldStrength Mag.*, 1-6, 2018.
2) Pezzotti, N., et al. : An Adaptive Intelligence Algorithm for Undersampled Knee MRI Reconstruction. *IEEE Access*, 8 : 204825-204838, 2020.

問い合わせ先
株式会社フィリップス・ジャパン
〒108-8507
東京都港区港南2-13-37　フィリップスビル
お客様窓口：0120-556-494
受付時間：9：00～18：00
（土日祝祭日・年末年始を除く）
www.philips.co.jp/healthcare

2. MRIの技術革新がもたらす循環器画像診断のCutting edge

1）自由呼吸下心臓MRIの撮像技術と臨床的有用性

高門　政嘉 / 城戸　倫之　愛媛大学大学院医学系研究科放射線医学

　包括的心臓MRI検査は，シネMRIによる形態，運動，心筋パーフュージョンによる心筋虚血，遅延造影（late gadolinium enhancement：LGE）による心筋線維化，冠動脈MRAによる冠動脈狭窄，phase-contrast法による定量的血流量など，多種多様な項目を一度に評価可能な方法として知られている。一方で，長時間の検査による患者への負担，臨床利用の敷居の高さは大きな課題の一つである。今回，高速撮像法である圧縮センシング（compressed sensing：CS）を用いた新しい自由呼吸下シネMRIの撮像法が開発された。検査時間の短縮に加えて，息止め不要による患者負担軽減などが期待される新技術である。本稿では，新しい自由呼吸下シネMRI技術とその臨床的有用性に関して概説する。

シネMRI

　心臓シネMRIは，心臓の形態や定量的心機能評価が可能な検査として心臓MRIのルーチンの一つとなっており，その再現性の高さから心機能評価のゴールドスタンダードとされている[1]。心機能評価の重要なモダリティである心エコー検査と比較しても，死角なく任意の断面を撮像できる点は大きなアドバンテージと言える。心臓MRIでは，その解剖学的・機能的特性から，呼吸運動，心拍動の2つの運動を制御・管理しながら検査をする必要があり，呼吸運動の影響をなくすため息止め下で検査を行うことが一般的である。しかしながら，従来のparallel imagingを用いたシネMRIでは，1回の息止めあたり1，2断面の画像データしか収集できず，心臓全体の画像を得るためには複数回の息止めが必要となる[2,3]。また，息止め検査の場合には，実際にデータを収集する時間だけでなく，息止め間の休憩やアナウンスなど付随する時間も必要となる。このように，息止め下での検査では，検査時間の延長や患者負担の増加，息止め再現性の不良や息止め失敗による画質低下が問題となってきた。今回，シーメンス社製MRIにおける新技術として，高速撮像法であるCSとmotion correctionを併用した新たな自由呼吸下シネMRI「FBCS cine MoCo」が開発された。自由呼吸下シネMRI検査における検査時間の短縮と画質向上が期待される。CSに関する詳細な説明は本稿では割愛させていただくが，少数のランダムサンプリングされたデータから本来の画像に近い高画質な画像を再構成する高速化技術の一つであり[4]，すでに実臨床においても広くその有用性が認められている技術である。

FBCS cine MoCo

　FBCS cine MoCoにおけるデータ収集，再構成法について解説する。①FBCS cine MoCoでは，1断面あたり12心拍分のデータを連続収集する。12心拍とした理由は，各断面のデータ収集の際に少なくとも一度は安静呼気位のデータを取得するためである。安静呼吸の場合は吸気位よりも呼気位での静止時間が長くなるため，呼吸による位置変動の影響が少ない安定した画像を作成するためには，安静呼気位で複数のデータを取得することが重要となる。②取得された各心拍データは，まず一定のphase数（25 phases）に変換され，1心拍ごとにCS再構成でシネ画像を作成し，同一断面に対して12個のシネ画像が作られる。③続いて，呼吸や体動に伴う心臓の位置変動をランク付けするために，各心拍画像の1 phaseと25 phaseの差分画像を作成する。心拍動は約1秒の短周期で規則的な運動を繰り返しているため，各画像の1 phaseと25 phaseはいずれも拡張末期に等しく，心臓の形態はほぼ変わらないと考えられる。1心拍中に呼吸などの動きが入った場合，同じ形の心臓で差分画像を作成しているにもかかわらず，画像データとしては大きな違いとなるのである。④この方法で，呼吸などによる位置変動が少ない5心拍分のデータが自動で選択され，非剛体レジストレーションを行い，最終的なシネ画像が作成される（図1）。ちなみに，平均RR間隔から2SD以上外れた不整脈時の心拍データは自動で除外される。

　われわれの正常ボランティアでの従来法複数回息止めシネとの比較初期検討において，両心室機能評価，定性・定量的な画質評価にいずれも有意差は認めず，検査時間は短縮する結果となった（図2）[5]。過去の自由呼吸下CSシネMRIの検討[6]と比較して，画質定性評価の改善，検査間誤差の縮小などを認

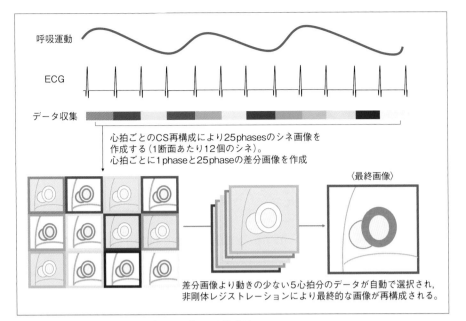

図1　FBCS cine MoCo のデータ収集・再構成法

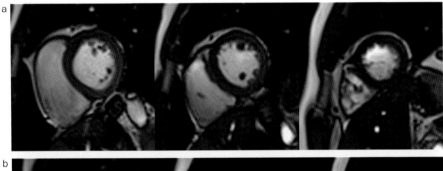
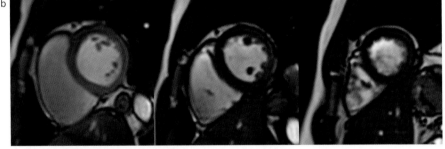

図2　従来法複数回息止めシネと FBCS cine MoCo 参考例
　　a：従来法複数回息止めシネ拡張末期像。撮像時間 5 分 46 秒（左室短軸像 12 断面）。
　　b：FBCS cine MoCo 拡張末期像。撮像時間 2 分 26 秒（左室短軸像 12 断面）。

め，複数心拍データの利用や motion correction が有効であったと考えられる。以前にも同様の motion correction 技術を用いたシネMRIの報告はあるが[7]，今回はさらに，高速撮像法である CS を併用したことにより，検査時間の短縮を認め，臨床における利便性も向上した。

　FBCS cine MoCo の利点として，まず，直接心臓の位置を確認した上で再構成に用いるデータを選択するため，自由呼吸下での検査にもかかわらず，息止め下と同様に，呼吸の影響が少なく高画質な画像作成が可能なことが挙げられる。また，連続したデータ収集のため，撮像断面数×12 心拍で検査は終了であり，心拡大症例など，より多断面撮像が必要な時ほど検査時間の短縮効果は大きい。息止め不要による負担軽減の点から全症例で良い適応となるが，特に複数回の正確な息止めが困難な高齢者や状態の悪い患者，小児例や鎮静下症例などでの有用性が期待される。

今後の展望

　将来的には，頭部MRIなどと同様に，心臓MRIの全シーケンスが自由呼吸下で検査完了することが大きな理想の一つである。患者は検査台に上がるだけで，後は寝ている間に検査が終了する。このようになれば，検査に対する負担は大きく軽減され，心臓ルーチン検査の一つとしてMRIの有用性が高まると考える。近年では，今回のFBCS cine MoCoのみならず，CSを用いた自由呼吸下 coronary MRA[8] や，CSとナビゲーション画像を併用した自由呼吸下3D LGE[9] など，新技術の報告も増えている。各検査時間が短縮することによって，造影剤投与後の待機時間内でのMRA撮像が可能となるなど，検査全体のワークフロー改善も期待されるところである。

●参考文献
1）Greupner, J., et al.：Head-to-head comparison of left ventricular function assessment with 64-row computed tomography, biplane left cineventriculography, and both 2- and 3-dimensional transthoracic echocardiography：Comparison with magnetic resonance imaging as the reference standard. *J. Am. Coll. Cardiol.*, 59（21）：1897-1907, 2012.
2）Kozerke, S., et al.：Accelerated CMR using zonal, parallel and prior knowledge driven imaging methods. *J. Cardiovasc. Magn. Reson.*, 10（1）：29, 2008.
3）Xu, J., et al.：Towards a fve-minute comprehensive cardiac MR examination using highly accelerated parallel imaging with a 32-element coil array：Feasibility and initial comparative evaluation. *J. Magn. Reson. Imaging*, 38（1）：180-188, 2013.
4）Candes, E., et al.：Robust uncertainty principles; exact signal reconstruction from highly incomplete frequency information. *IEEE Trans. Inform. Theory*, 52（2）：489-509, 2006.
5）Takakado, M., et al.：Free-breathing cardiovascular cine magnetic resonance imaging using compressed-sensing and retrospective motion correction：Accurate assessment of biventricular volume at 3T. *Jpn. J. Radiol.*, 41（2）：142-152, 2023.
6）Kido, T., et al.：Assessment of left ventricular function and mass on free-breathing compressed sensing real-time cine imaging. *Circ. J.*, 81（10）：1463-1468, 2017.
7）Rahsepar, A.A., et al.：Motion-corrected real-time cine magnetic resonance imaging of the heart：Initial clinical experience. *Invest. Radiol.*, 53（1）：35-44, 2018.
8）Hirai, K., et al.：Feasibility of contrast-enhanced coronary artery magnetic resonance angiography using compressed sensing. *J. Cardiovasc. Magn. Reson.*, 22（1）：15, 2020.
9）Martin, G. Z., et al.：3D Dixon water-fat LGE imaging with image navigator and compressed sensing in cardiac MRI. *Eur. Radiol.*, 31（6）：3951-3961, 2021.

2. MRIの技術革新がもたらす循環器画像診断のCutting edge

2）心臓MRIにおける artificial intelligenceの活用
——画質とワークフロー改善への期待

大田　英揮　東北大学大学院医学系研究科先進MRI共同研究講座

　心臓MRIは，心形態，壁運動，心筋性状，心筋灌流，冠動脈形態，血流情報および心周囲の形態情報を含め，包括的な心評価を死角なく行える有用なモダリティである。しかしながら，心臓MRI検査は「断面設定が難しい」「分解能が低い」「撮像時間が長い」という理由により，検査実施が心臓CTのように広く行われていないのも現状である。

　近年，artificial intelligence（AI）は，社会のさまざまな領域に応用，実装されてきており，CTやMRIなどの医用画像の領域においても，撮像時のワークフロー改善，画質改善などに適用されてきている。また，医用画像におけるAIに関する出版論文数も増加している。心臓MRI検査に関してもAIが導入され始めており，上記課題を解決すべく開発が進んでいる。

　以下，各課題に対するアプローチに関して紹介する。

断面設定へのAI活用

　心臓の構造は複雑で患者ごとに傾きも異なるため，「撮像の断面設定が難しい」「さまざまな位置決め用撮像が必要」「本検査までに何度も息止めが必要」「本撮像までに時間がかかる」など，術者の熟練が必要であり，検査を受ける患者の負担も大きい。前述した理由が心臓MRI検査を敬遠する大きな要因となっており，AI活用による検査の簡略化が期待されている。

　このような背景の中，キヤノンメディカルシステムズ社からは，「CardioLine＋」という心臓断面のプランニングアシスト機能が提供されている。CardioLine＋は位置決め用の横断像を使用して，「右室」「左室」「弁」にかかわる14断面を，AIを用いて自動的に取得する（図1）。自動生成されたMPR断面は微調整することもでき，実際に設定する断面が正しいかどうかを視覚的にも判断可能である。熟練度に依存せず断面設定を行うことができ，従来と比較して75％程度の断面設定時間短縮が非熟練者および熟練者で可能である。また，断面設定のための撮像は1回の息止めですむため，患者負担も軽減できる。

分解能向上へのAI活用

　心臓MRI検査の多くは息止め下で行われるため，撮像時間の関係でSNRや分解能が制限される。

　MRIでは，1990年頃のphased array coilの誕生や，2000年頃の3T装置の誕生など，ハードウエアによるSNR向上が主であったが，2019年にディープラーニングを利用したソフトウエアによるSNR向上技術が誕生した。キヤノンメディカルシステムズ社では，2018年から本研究に取り組んでおり，2019年に「Advanced intelligent Clear-IQ Engine（AiCE）」として製品化されている。AiCEは，ディープラーニングを用いて低SNR画像を高SNR画像に再構成する技術であるが，さまざまな部位や撮像法に精度高く適用できるところが大きな特長である。

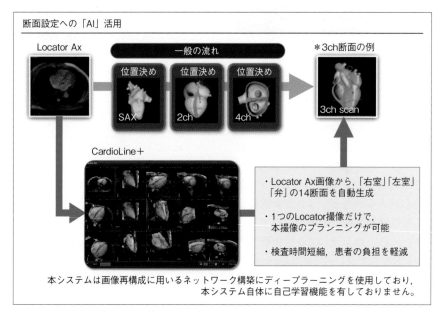

断面設定への「AI」活用

Locator Ax　　一般の流れ　　＊3ch断面の例

位置決め　SAX　位置決め　2ch　位置決め　4ch　3ch scan

CardioLine＋

・Locator Ax画像から，「右室」「左室」「弁」の14断面を自動生成

・1つのLocator撮像だけで，本撮像のプランニングが可能

・検査時間短縮，患者の負担を軽減

本システムは画像再構成に用いるネットワーク構築にディープラーニングを使用しており，本システム自体に自己学習機能を有しておりません。

図1　心臓検査のプランニングアシスト機能CardioLine＋

〈0913-8919/23/¥300/論文/JCOPY〉

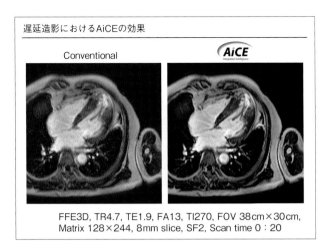

図2　遅延造影検査へのAiCE適用例

図3　遅延造影検査へのPIQE適用例

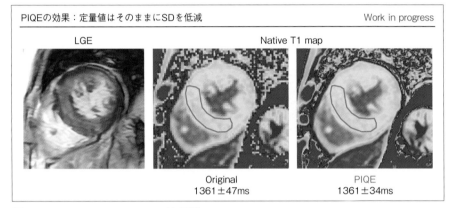

図4　Native T1mapへのPIQE適用例

AiCEでは，画像の高周波成分のみをニューラルネットワーク上で処理している。画像の高周波成分は主にノイズと組織辺縁の情報となるため，組織コントラストに依存せずに処理を行うことができる。また，ニューラルネットワーク内の活性化関数の値を外部から指定できることにより，画像の種類・目的に合わせたより細かなノイズ除去の設定を行うことが可能で，「汎用性」に優れ，「精度の高いノイズ除去」を実現可能である。心臓MRI検査で最もSNRの向上が求められる遅延造影の画像を図2に提示する。ノイズが除去され，造影部位の明瞭化が認められる。

さらに，近年，ディープラーニングを用いた超解像技術の研究が始まった。超解像技術は，単位面積あたりのピクセル数を増加させる技術である。ディープラーニングを用いた超解像技術の最もシンプルなパターンとして，学習において高分解能画像を教師とし，低分解能画像を入力することが考えられた。この方法は，常に学習データと同じデータ条件のものを処理する場合には問題が起きにくいが，学習で使用したデータ条件以外のものでは精度が低下することが知られている。また，ノイズの影響も強く受けるとされる。MR画像はさまざまな条件下で撮像されるため，条件によりノイズの影響も強くなる。よって，この手法を用いた学習では，学習量が膨大化し，汎用性や精度を確保することができない。そこで，キヤノンメディカルシステムズ社の「Precise IQ Engine（PIQE）」では，AiCEで培ったデノイズ技術と高解像度化の2つのネットワークを用いることで，「汎用性」と「精度」を確保することを実現した。特に高解像度化の部分に関しては，ディープラーニングで高解像度化を行うのではなく，zero-fill interpolation（ZIP）処理を用いることがポイントとなる。ZIP処理は，1994年頃から，頭部MRAなどの処理において見た目の分解能を向上する技術として汎用的に使われている。ZIP処理は，k-spaceの高周波成分に「0」を埋めることで擬似的に分解能を向上させる技術である。しかし，ZIP処理の問題点として，マトリックス数を大きくしても，本来の高マトリックス画像と比べると鮮鋭度が低下してしまうこと，信号打ち切りによるアーチファクトが発生することが知られている。そこで，PIQEでは，本来の高解像画像を教師とし，ZIP処理後の画像を入力画像とすることで，ZIP処理による問題点を改善するようなディープラーニングが構築されている。これにより，画像種に関係なく汎用的に高精度な高解像度化が可能となる。

心臓検査におけるPIQEの効果を提示する。遅延造影検査への適用に関しては，SNRが向上しているだけでなく，解像度の向上により遅延造影部位における構造の明瞭化が観察できる（図3）。また，シネ画像への適用では，見た目の解像度が向上しているだけでなく，wall motion trackingなどでの自動トレースに関しても精度が向上する可能性が期待できる。T1 mapやT2 mapにおいては画像が高解像度化しているが，定量値的には変動していないことが観察できる（図4）。このようにPIQEは，心臓検査における画質をさらに一段階向上させる可能性を秘めていると考えられる。

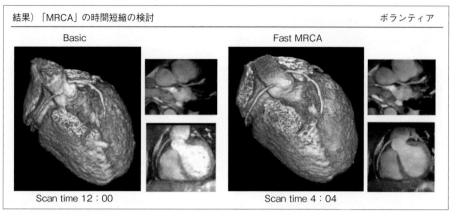

図5　MRCA時間短縮化の検討

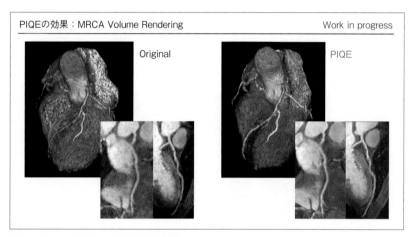

図6　Fast MRCAへのPIQE適用例

検査時間の改善

　心臓MRI検査は、他部位と比べ検査時間が長めに確保されていることが多い。特に、MR coronary angiography（MRCA）を撮像する場合、横隔膜と心電図を同期させて撮像するため、検査時間のさらなる延長が生じる。

　今回、MRCAの撮像時間短縮の可能性に関して検討を行った。MRCAで最も撮像時間の延長の原因になるのが横隔膜同期である。信号収集自体は1心拍ごとに行われるが、横隔膜同期によって、通常呼気における5mm程度の安定区間のみしかデータが採用されないため、良くても40％程度の収集効率となる。患者の呼吸状態によってはさらに収集効率が落ちる場合もあり、設定した時間

の倍以上に撮像時間が延びてしまうことがある。

　今回われわれは、横隔膜の位置に追従してスライス断面を変化させるRealtime Motion Correction（RMC）の技術を最大限活用し、すべての信号を画像化に寄与させる検討を行った（Fast MRCA）。通常のMRCAでもRMCは併用されており、すべての信号を画像に寄与させることは可能である。しかし、RMCで追従させたとしても、通常の信号収集ではモーションアーチファクトが発生してしまう。今回、キヤノンメディカルシステムズ社の高速化技術である「Fast 3Dモード」のWheelを用いることで、そのアーチファクトの低減を試みた。Fast 3DモードのWheelは、k-space中心から扇状に信号を収集することで動きの影響を分散させることが可能な収集方

法である。この技術を用いることで、従来の12分かけた撮像と同等レベルの画像を短時間で得ることが可能になった（図5）。さらに、得られた画像にPIQEを適用することにより血管が明瞭化し、volume renderingにおける描出能が向上することが観察できた（図6）。本技術は、MRCAだけでなく、胸部大動脈の検査にも適用でき、体幹部非造影MRAの時間短縮も実現できる。

◎

　近年、MRI検査のさまざまな領域にAIが適用されている。心臓検査においては、検査の簡便化だけでなく、画質向上に大きく関与しうる。今後、ワークフローの改善や画質向上、検査時間短縮により、心臓MRI検査がより多くの施設で取り組まれることが期待される。

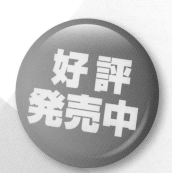
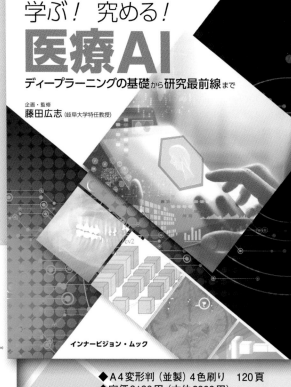

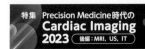
1. US技術のCutting edge

1）フィリップス製「EPIQ」Release 9.0 超音波最新技術紹介

木戸脇修学　㈱フィリップス・ジャパン プレシジョンダイアグノシス事業部

　フィリップスでは，2030年までに世界25億人の人々の生活を健やかにすることをビジョンに掲げ，ヘルスケアとデジタル技術を融合したヘルステックに注力し，製品開発を行っている。その中で超音波診断装置は，予防，診断，治療，そして在宅ケアというあらゆる医療の場面で重要な役割を担っている。

　また，超音波が臨床に応用されてから半世紀以上が経過し，今日ではさまざまな診療科で広く臨床に超音波診断装置が普及している。技術開発が進むと同時に，超音波検査の日常診療に占める役割が大きくなった現在において，検査件数は増加し，検査の効率化が求められ，現場の負担が増大していると考えられる。

　本稿では，このような問題点を解消するAIを用いた新技術と，新しいトランスジューサを紹介したい。

■ Philips Auto Measure —automated cardiac measurements

　心機能計測は心エコー図検査の一環として日常的に行われているが，この計測には時間がかかり，手動で計測した場合は再現性を保つことが難しいとされている。

　AIを活用した心機能の自動計測は，

計測にかかる時間を短縮し，何度も行われる検査において一貫性を向上させて，検者ごとの計測結果のバラツキを低減することが期待される。

　「Philips Auto Measure」は，AIベースのアルゴリズムを使用して設計された心機能の自動計測技術である[*1]。自動計測AIアルゴリズムのトレーニングと検証には，米国心エコー図学会（ASE）が定めた成人に対する心エコー図検査の最新の推奨ガイドライン[1]に従い，さまざまな民族からなる約3000例以上の心エコー図検査の結果を使用した。

　このAIを活用したPhilips Auto Measureを使用することによって，日常的な2Dおよびドプラ計測において一貫した結果が得られ，同じ計測を手動で行った場合と比較して計測時間を平均で51％短縮することが可能となる[*2]（図1）。

■ 3D Auto RV —right ventricular quantification

　心エコー図検査には，右室（RV）の機能を測定する指標がいくつか存在する。例えば，面積変化率（FAC），三尖弁輪収縮期移動距離（TAPSE），右室心筋パフォーマンスインデックス（RV IMP）などである。ただ，右室の複雑な

形状と収縮方法により，2Dのみでの右室機能評価を行うことは困難であった。

　右室機能評価に関するこれらの限界は，3Dを使用することでその多くを克服することが可能である。磁気共鳴イメージング（MRI）や3D心エコー図検査などの3D技術の普及によって，右室の形状および機能の変化を評価することが可能になった（図2）。3D心エコー図検査は，ゴールドスタンダードであるMRIと比べて施行しやすく，その有効性が検証されている。ASEの最新のガイドライン[1]では，右室容積の知見が臨床的に重要である場合は3D心エコー図での右室計測が推奨されている。

　「3D Auto RV」は，境界検出と形状モデルの作成の両方でAIを利用しており，全自動で解析が実行され，計測結果が表示される（図3 a）。さらに，3Dの指標だけでなく，2D（右室径，FACなど），M-mode（TAPSE）の各種計測項目も自動で算出される（図3 b）。このため，高い再現性と検者間誤差の低減，時間の短縮が期待でき，検査時間の限られたルーチン検査でも右室機能評価に3Dの活用が期待される。

■ X5-1c —New xMATRIX sector transducer

　これらの自動化機能を実用化するためには，信頼性の高い画質が不可欠である。フィリップスが世界で初めての体表

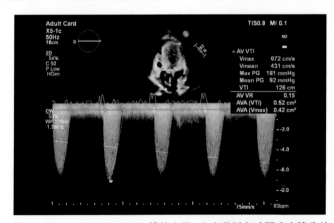

図1　Philips Auto Measure機能を用いた大動脈弁時間速度積分値（AV VTI）の自動計測

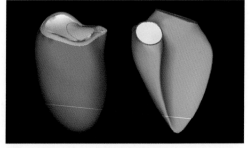

図2　左室（左）と右室（右）の形状の違い
右室は左室に比べ複雑な形状を呈していることがわかる。

〈0913-8919/23/¥300/論文/JCOPY〉

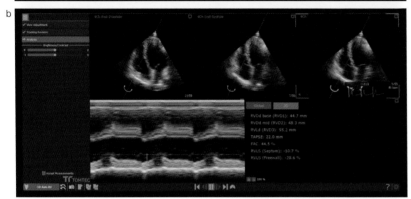

図3 3D Auto RV
a：右室3D容積を自動で算出が可能
となる。
b：TAPSEを含めさまざまな2D計測
も自動で算出される。

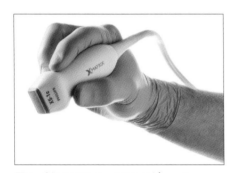

図4 新しいX5-1cトランスジューサ
小型軽量化され，スキャンしやすくなった。

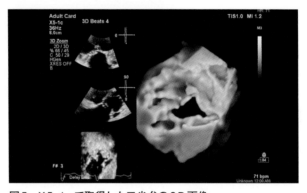

図5 X5-1cで取得した三尖弁の3D画像
3つの弁尖が明瞭に観察可能となった。

3Dトランスジューサ「X4」の販売を開始したのが2002年で，それからちょうど20年に当たる2022年に，体表3Dトランスジューサの第4世代となる「X5-1c」の販売を開始した（図4）。X5-1cは，先端に突出したカーブ状レンズを採用し，軽量・小型化することで，欧米人と比較して小柄な高齢の日本人に特有の狭い肋間によりフィットしやすく，検査時間の短縮や検査精度の向上が期待できる。

さらに，シグナルとノイズを自動的に見分け，シグナルを増幅，ノイズを低減させることでSN比を向上させる「Image Boost」機能も搭載した。Image Boostは，心筋やデバイス，その他の心臓構造

物からの必要な信号（シグナル）を増幅する一方で，不要なアーチファクト（ノイズ）は低減する適応型のクラッター抑制アルゴリズムで，画像形成処理プロセスの初期の段階で機能する。

X5-1cとImage Boostの組み合わせによって，2D画像，3D画像共に進化しており，特に，従来描出困難であった三尖弁や肺動脈，左室心尖部などの描出能が向上している（図5）。

◎

フィリップスでは，今後も循環器領域を取り巻く多様なニーズに応じた技術により，医療に貢献していきたいと考えている。

＊1 AI技術の設計にはディープラーニングまたはマシンラーニングを用いており，実装後に自動的に装置の性能・精度が変化することはありません。

＊2 Based on Philips external testing as compared to manual measurement methods.

●参考文献
1）Mitchell, C., et al. : Guidelines for performing a comprehensive transthoracic echocardiographic examination in adults : Recommendations from the American Society of Echocardiography. *J. Am. Soc. Echocardiogr.*, 32（1）: 1-64, 2019.

問い合わせ先

株式会社フィリップス・ジャパン
〒108-8507
東京都港区港南2-13-37　フィリップスビル
お客様窓口：0120-556-494
受付時間：9：00～18：00
（土日祝祭日・年末年始を除く）
www.philips.co.jp/healthcare

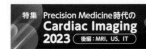
1. US技術のCutting edge

2）心不全疾患をサポートする心エコーアプリケーションへの取り組み

吉中　朋美　富士フイルムヘルスケア（株）超音波診断事業部ビジネス推進本部超音波マーケティング部
長野　智章　富士フイルムヘルスケア（株）メディカルシステム開発センターUS本部製品マネジメント部

超音波診断装置は簡便で非侵襲的，そして，リアルタイムに形態検査から機能検査まで可能であることから，心臓イメージングの第一選択となっている。超高齢社会にあるわが国で増加の一途をたどる心不全患者を，簡便な心エコー検査で初期の拾い上げから重症度判定まで実施する試みがなされているが，画像の正確性，診断の再現性，検査の効率性など，高まり続ける要求に対しては課題を抱えている。

■画像の正確性

エコーによる心機能検査を高精度かつ再現性良く実施するために，基本となるBモードの高画質化が最重要課題であることは言うまでもない。分解能を落とさずにsignal to noise ratio（SN比）を向上させることは，被検査者依存・検査者依存といった超音波診断装置の課題を低減することができる。

2022年に弊社が発表したBモード高画質化技術「DeepInsight技術[1]」は，AI技術*を活用したノイズ除去技術である。DeepInsight技術は膨大な情報から小さな特徴を見逃さず電気ノイズを除

去し，診断に必要な組織信号を選択的に抽出する（図1）。その結果，超音波診断装置で発生し続ける電気ノイズに埋もれていた微細な組織や複雑な組織信号を，より明瞭に，より自然に表現することが可能となった。心エコーにおいては心内膜の描出能が向上し，高精度な内膜トレースや再現性の向上に大きく寄与すると考えている。

■心不全パッケージアプリケーション──2DTTの課題

弊社の超音波診断装置は，「心不全パッケージ」として「2D Tissue Tracking（2DTT）」「Vector Flow Mapping（VFM）」「Dual Gate Doppler」「R-R Navigation」といったアプリケーションを組み合わせ，臨床課題である心房細動（AF）を合併する心不全患者に向けたツールを提供してきた。

2DTTは，心エコー検査において日常的に使われている心機能指標global longitudinal strain（GLS）計測を搭載している。GLSはejection fraction（EF）と比較して左室心筋障害を鋭敏に反映し，その有用性も証明されてきたが，計

測値のバラツキが大きく手間がかかるなどの問題が指摘されていた。そこで，2DTTアプリケーション診断の再現性と計測精度，そして，効率性を追究すべく技術の改善[2]を試みた。

1. 2DTTの改善技術①──診断の再現性と計測精度

トラッキング精度と速度を向上させるために，トラッキングアルゴリズムを改良した。ノイズに対する安定性向上を目的として，心筋内に多数のトラッキング点を設定し（図2 a），これらのトラッキング結果から心筋輪郭のストレインを算出するfull wall tracking方式（図2 b）を採用した。新しいアルゴリズムの概要を以下に示す。

● 多数点のトラッキング：図2 aのように心筋近傍の領域において多数のトラッキング点を設定してトラッキング処理し，それぞれの動きベクトル（↓）を算出する。

● トラッキングの安定化：次に，図2 bのように，トラッキング点の座標の動きベクトルから心筋の輪郭点上の動きベクトルを算出する（↓↓↓）。各色の配列は，内膜，中層，外膜に相

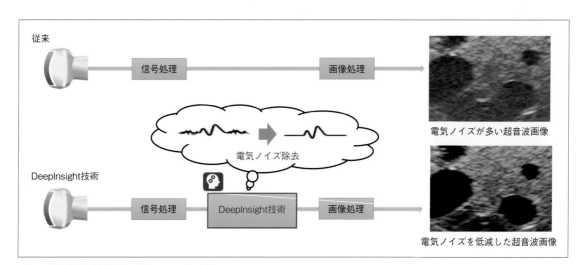

図1　超音波診断装置の処理フロー概念図
（参考文献1）より引用転載）

〈0913-8919/23/￥300/論文/JCOPY〉

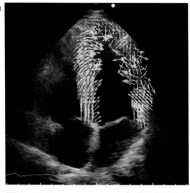
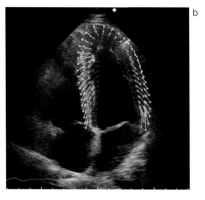

図2　Full wall tracking方式の概要
　　　a：心筋近傍の多数の点をトラッキングして算出した動きベクトル。収縮期，ベクトルの長さ
　　　　は実際の10倍で表示している。
　　　b：aの動きベクトルから算出した内膜，中層，外膜の動きベクトル。aと同一時相，ベクトル
　　　　の長さは実際の10倍で表示している。
　　　（参考文献2）より引用転載）

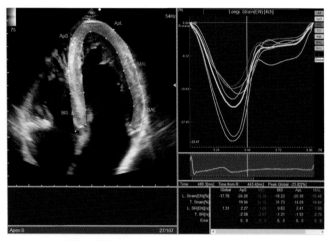

図3　GLS計測結果画面（GLS＝23.8％）
　　　（参考文献2）より引用転載）

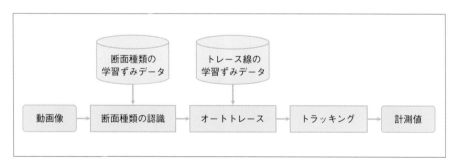

図4　AI技術を用いた2DTTの自動処理の流れ
　　　（参考文献2）より引用転載）

時間がかかるが，画像輝度のパターンマッチング演算にかかる計算量を減らす工夫を取り入れ，1心拍あたりの処理時間を2秒に短縮した。

2. 2DTTの改善技術② ―検査の効率性

　ストレイン計測を日常の検査項目として取り入れられるようにするためには，有用性だけでなく，計測の簡便化，短時間化の課題を解決する必要がある。

　図4に示すように，断面種類の認識とトレースそれぞれの手順を，AI技術を活用した自動化機能によって置き換える。最初に，動画像に対して，断面種類の学習ずみデータを参照しながら断面種類の認識を行う。次に，断面種類に応じたトレース線の学習ずみデータを参照しながらオートトレースを行う。最後に，トレース線に対してトラッキングを行い，計測値を算出する。これらの一連の処理を自動で行う。画像読み込み後，4秒程度で1断面1心拍分の計測結果を表示することができる。

◎

　超音波診断装置に求められる画像の正確性，診断の再現性，検査の効率性への要求は，心不全パンデミックにより時代とともに高まり続けている。AI技術などの技術進歩とともに持続してこの要求課題に取り組み，画質やアプリケーション，そして操作性に対する超音波診断装置の理想形を模索しながら，これからの超音波診断装置のあるべき新しい形を提案していく。

＊AI技術の一つである機械学習またはDeep Learningを用いて開発・設計したものです。実装後に自動的に装置の性能・精度は変化することはありません。

DeepInsightは富士フイルムヘルスケア株式会社の登録商標です。

●参考文献
1）下野剛拓，他：DeepInsightシリーズを支える高画質化技術. MEDIX Focus.
2）長野智章，他：2D Tissue Trackingにおける計測精度とワークフローの改善技術. MEDIX Focus.

問い合わせ先

富士フイルムヘルスケア株式会社
https://www.fujifilm.com/fhc

当する。ここで，図2aの多数のトラッキング点の動きベクトルの中には，本来の動きと異なるトラッキングエラーも含まれている。そこで，エラーベクトルの除去と平均化を行うことによって，エラーの影響を低く抑え，近傍の動きベクトルがそろうような安定したトラッキングを実現している。

● ストレインの計測：図2bの輪郭点からそれぞれ内膜ストレイン，transverseストレインを直接計測することが可能になっている。図3は装置上のGLS計測結果であり，輪郭線，グラフとも安定して計測されるようになった。

多数の点をトラッキングするには計算

2．USの技術革新がもたらす循環器画像診断のCutting edge

1）心エコーにおける技術と臨床の最新動向

髙谷　陽一　岡山大学循環器内科

　心エコーなどの画像診断は，循環器疾患の診療において重要な役割を担っている。循環器疾患の中でも，近年，構造的心疾患（structural heart disease）に対するカテーテル治療が急速に発展してきており，心エコーによる術前や術中の評価は不可欠である。また，成人先天性心疾患に遭遇する機会も増してきている。心臓形態が複雑な成人先天性心疾患では，心エコーのみならず，CT/MRIを含めたmulti-modality imagingによる評価が有用である。本稿では，心エコーの技術の最新動向として，経食道心エコー画像とX線透視画像をリアルタイムに融合し描出する「EchoNavigator」（フィリップス社）と，CT/MR画像と心エコー画像をside by sideで表示する「Smart Fusion」（キヤノンメディカルシステムズ社）について概説する。

Structural heart disease

　structural heart diseaseに対するカテーテル治療は，経カテーテル的大動脈弁置換術（TAVI），経皮的左心耳閉鎖術，経皮的心房中隔欠損閉鎖術などが挙げられ，近年，多くの施設で治療が行われてきている。structural heart diseaseの中でも「MitraClip NT システム（MitraClip）」（アボット社製）を用いた経皮的僧帽弁クリップ術は，僧帽弁のみならず心腔内構造の評価が重要であり，経食道心エコーの技術が大きな役割を担っている（図1）。

1．EchoNavigator

　EchoNavigatorは，三次元経食道心エコー画像とX線透視画像の2つのイメージングを融合させ描出することができる（図2）。これまでにCT画像とX線透視画像の融合は臨床応用されているが，EchoNavigatorではX線透視画像上にリアルタイムの心エコー画像を表示することができ，カテーテル治療中に詳細な情報を得ることができる。システムの操作も簡便であり，経食道心エコーのプローブの位置情報を自動認識させることで2つのイメージングが同期し，X線

透視に自動追従し表示される。

2．EchoNavigatorのカテーテル治療

　経皮的僧帽弁クリップ術（MitraClip）では，X線透視画像上でのカテーテルやクリップの位置情報が重要であると同時に，経食道心エコーでの心腔内構造や，弁尖の位置や動きを把握することが不可欠である。EchoNavigatorを用いることで，X線透視画像と経食道心エコー画像を術者が頭の中で融合させるのではなく，見た目で理解することができ，治療戦略を検討する上でも非常に有用性が

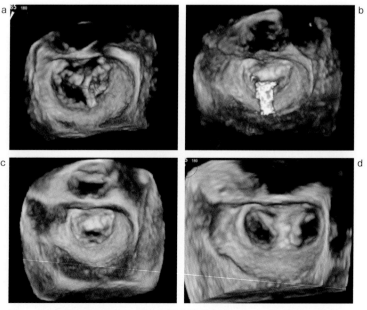

図1　僧帽弁閉鎖不全症に対する経皮的僧帽弁クリップ術（MitraClip）
僧帽弁閉鎖不全症の三次元経食道心エコー画像（a）とカラードプラ画像（b）。
MitraClipを僧帽弁に位置させ（c），Clipを留置した（d）。

〈0913-8919/23/¥300/論文/JCOPY〉

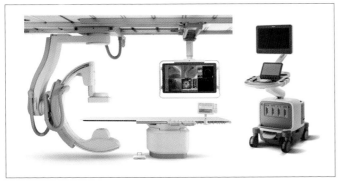

図2 EchoNavigator
経食道心エコー画像とX線透視画像を融合する。

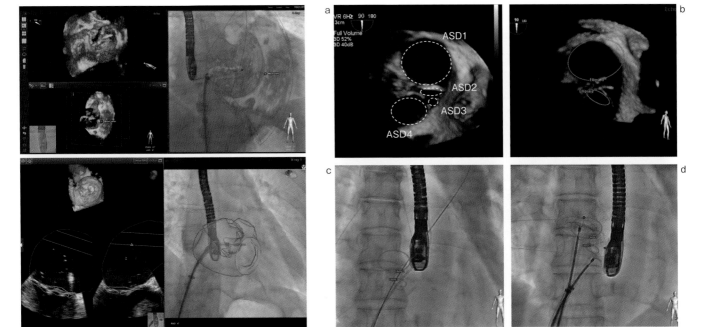

図3 EchoNavigator ガイド下での経皮的僧帽弁クリップ術
（MitraClip）
（画像提供：株式会社フィリップス・ジャパン）

図4 経皮的心房中隔欠損閉鎖術
欠損孔を4つ認め，ASD1とASD4にデバイス留置する方針とした（a）。Echo Navigator で欠損孔を設定し（b），カテーテルを通過させ（c），デバイスを留置した（d）。

高いと考えられる（図3）。

経皮的心房中隔欠損閉鎖術においても，手技が比較的煩雑になる多孔型の心房中隔欠損症でEchoNavigatorが有効である。経食道心エコーの三次元画像で，欠損孔の個数，形態，位置関係を把握し，EchoNavigatorを用いることで，X線透視画像に目標の欠損孔を設定し，カテーテルを適切に通過させるなど，術前の戦略どおりに治療を行うことが簡便になる[1]（図4）。

このように，EchoNavigatorは，カテーテル治療を安全・確実に行う上で的確な情報を得られるというメリットがある。今後，structural heart disease に対するカテーテル治療が，人工弁置換術後paravalvular leak閉鎖術，経カテーテル的三尖弁形成術など，さらに拡大していくなか，EchoNavigatorの有用性も高まると考えられる。

成人先天性心疾患

成人先天性心疾患は，心臓外科手術や内科治療の進歩に伴い症例数は年1万人のペースで増加しており，まれな疾患ではなく，循環器内科医にとって必ず直面する疾患になってきている。成人先天性心疾患は複雑な心臓形態を呈するため，心エコーで十分に評価できないことがある。また，心エコーを行う際には，あらかじめCT/MR画像で心臓形態や血管走行を確認しながら検査を行うことがある。

1. Smart Fusion

Smart Fusionは，CT/MR画像と心エコー画像を同一画面上にリアルタイムに表示するシステムである。CT/MRIのボリュームデータと心エコー画像を連動させ，プローブの位置や角度に合わせてside by sideで描出することができる（図5）。CT/MRIは心臓や血管構造の形態的な評価に優れており，心エコーは血行動態など機能的な評価を非侵襲的に繰り返し行うことができる。Smart Fusionは，互いの長所を融合させたmulti-modality imagingである。

心エコーのプローブを動かすことで，CT/MR画像の断面を自由自在に切り出せ，CT/MR画像で評価したい病変

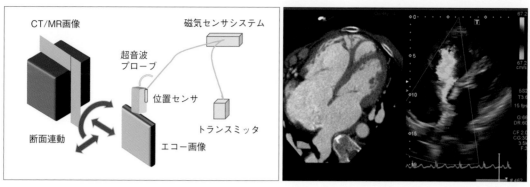

図5 Smart Fusion
CT/MR画像と心エコー画像を同期させ，リアルタイムにside by sideで表示する。

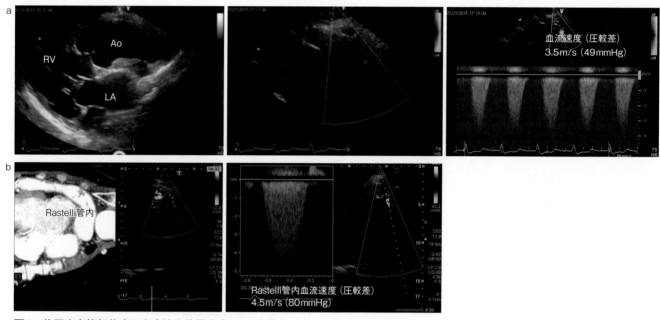

図6 修正大血管転位症・左室流出路再建（Rastelli）術後
心エコー画像では流出路狭窄の評価は困難であった（a）。Smart Fusionにて，CTでのRastelli管内の最狭窄部に一致した部位で，正確な圧較差を測定した（b）。

部を特定した後に，心エコーで血行動態を評価することも可能になる。循環器疾患の中でも複雑な心臓や血管構造を有し，エコーウインドウが限られているような成人先天性心疾患において，非常に有用と考えられる。

2. 症例提示

Smart Fusionが治療方針を検討する上で有用であった，修正大血管転位症・左室流出路再建（Rastelli）術後の一例を示す。

本症例は，心不全，持続性心室頻拍を呈しており，心エコーで流出路狭窄の評価を試みたが描出困難であった。カラードプラ法でモザイク血流がわずかに確認でき，圧較差49mmHgと測定した

が，定かではなかった。Smart FusionでCT画像ガイド下にRastelli管内の最狭窄部を特定し，心エコーで評価したところ，同部位に一致するモザイク血流で圧較差80mmHgを得られた（図6）。Rastelli管狭窄は重症と判断することができ，流出路再建術を施行した。

成人先天性心疾患の心内修復術後では，右室流出路・肺動脈病変が予後規定因子の一つであり，治療介入の必要性を評価することが大切になる。しかし，心エコーで病変部位を特定することが困難な場合がある。Smart Fusionを用いることで，本症例のように，CT画像で病変を特定し，心エコーで狭窄病変の血流速度や圧較差を確実に測定することができるなど，有用性は高いと思われる。

◎

循環器疾患の診療において，multi-modality imagingは不可欠である。さらに，形態的な評価と機能的な評価の長所を掛け合わせたEchoNavigatorやSmart Fusionを用いることで，診断や治療方針を決定する上で大変有用な情報を得ることが可能となる。今後，さまざまな疾患に役立つ可能性があると思われる。

●参考文献
1）Takaya, Y., et al.：Integrated 3D Echo-X-Ray Navigation Guided Transcatheter Closure of Complex Multiple Atrial Septal Defects. *JACC Cardiovasc. Interv.*, 9（12）：e111-112, 2016.

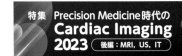
2．USの技術革新がもたらす循環器画像診断のCutting edge

2）心エコー図検査における AIの現状と展望

佐藤瑛一郎／鍵山　暢之　順天堂大学循環器内科

1950年代に提唱された人工知能（artificial intelligence：AI）は，ある設定されたアルゴリズムに則った動作を主体とするものから，自ら法則や分類を見出す機械学習へと進化し，現在ではニューラルネットワークを用いたディープラーニングによって，現代社会に変革をもたらしている。医療分野においても多くのAI技術がもたらされており，心エコー図検査の領域においても例外ではない。本稿では，心エコー図検査でのAIの現状と今後の展望について紹介する。

現在の心エコー図検査の問題点

心エコー図検査は非侵襲的で，心機能評価のための最も重要なツールであると言ってよい。心機能と一概に言っても，代表的な左室駆出率（left ventricular ejection fraction：LVEF）のみならず，拡張能や弁機能，右室の収縮能というように多彩なパラメータから構成されているが，心エコー図検査は，これらの心臓の多面的な評価を一気に，さらに，繰り返し行うことができる。一方で，このような多彩なパラメータを総合的に読み取って評価することは非常に難しい。また，心エコー図検査で計測に適した画像を描出するには一定の訓練が必要であり，さらに，その計測値は測り方一つで大きな誤差を生むことがあることから，心エコー図検査は検査者間誤差が大きく再現性が低い検査とも言える。

AIを用いた心エコー図検査自動化の実例

これらの問題点を一つずつ解決していくかのように，AIを利用したさまざまな技術が相次いで開発，実用化されている。2018年にZhangらは，ディープラーニングを用いて心エコー図画像を解析することで，画像が心臓のどの断面を描出しているかを自動で判別することや，左室容積，LVEFが自動で計測できるようになったという研究成果を発表した[1]。

およそ96％の一致率で傍胸骨長軸像を識別できるというもので，弁などへのズーム画像も認識できる。その後，Kusunoseらによって，心エコー図の静止画を，ディープラーニングを用いて解析することで，心筋梗塞などに見られる局所壁運動異常の自動判別が可能であることが報告された[2]。これは拡張末期，収縮中期，収縮末期の傍胸骨短軸像を読み込ませることで，心臓専門医または超音波検査士と同等に冠動脈梗塞領域を識別できるというものであった。さらに，Ouyangらは，動画を用いて，心周期を通じて心内膜をトレースし続けるAIプログラムを作成した[3]。動画での処理が可能となった点では，例えば，左室内膜のトレースは直前のフレームまでの内膜の動きを参考にしたり，筋肉や弁の動き方のパターンから評価するといった，日ごろわれわれが行っている評価方法に近いものがある。これらの技術の一部はすでに実用化が可能なレベルまで発展を遂げており，現在の心エコー装置の多くでは自動計測・自動画像認識プログラムが搭載されるようになってきている。

このようなAIによる自動計測技術は，検査時間の短縮につながるだけでなく，心エコー図検査における心機能評価を簡便にし，検査者間誤差を減らすことに役立っている。前述のOuyangは，さらに，ディープラーニングプログラムの方が，人間と比べて少なくとも同等以上にLVEF測定のバラツキが少ないことを報告した[3]。また，Aschらは，5万例以上の心エコー図画像で学習した

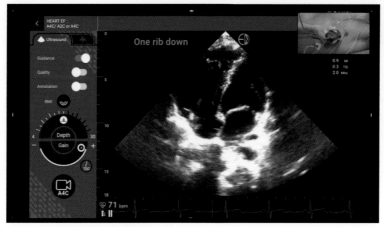

図1　KOSMOSの操作画面
心尖部4腔像を描出しようとしている場面であるが，位置が悪く，画面上部に1肋間下に下げるよう指示が表示されている。

ディープラーニングプログラムを発表し，LVEFの測定結果が医師の判読に対して非常に高い一致を示した[4]。このように，ディープラーニングを用いた心機能解析は，誰が行っても同じような結果が得られることから，世界中の心エコー図検査全体の精度の向上に寄与することが期待される。

心エコー図の撮像を支援するAI

心エコー図検査の計測がいくら標準化されたとしても，最良なエコー図の描出ができなければ適切な計測値は得られない。そこで，ディープラーニングを用いてどのようにプローブ操作をするかをガイドする機能も登場している。Caption Health社とEchoNous社は，それぞれ同時期にこれらの問題を解決するアプリケーションを開発した。そのアプリケーションでは，エコーの画像を認識して，それらがどの断面なのかを判断するだけではなく，断面の「美しさ」を評価し，より適切な画像を出すためにはプローブに対してどのような操作が必要かを検査者に伝えてくれる。Narangらは，Caption Health社の作成したアプリケーションを用いて，それまで心エコー図検査を行ったことがなかった看護師8名に心エコー図検査を施行させたところ，98.8％の精度で左室容積，収縮能，心嚢液貯留の有無に関して診断に足る画像を描出でき，超音波検査士とほとん

ど差がなかったと報告した[5]。この技術は，すでにEchoNous社では，タブレット型の心エコー装置「KOSMOS」に搭載され市販されている（**図1**）。これらの普及によって，循環器領域が専門外の医療者でも，より簡便に，広く心エコー図検査を行う機会が増えるかもしれない。

AIによる心エコー図計測値の解釈

AI技術の発展により心エコー図検査の敷居が下がったとして，一方で，検査によって得られる大量の計測値をどのように理解し評価するかという点に関しては，依然として専門的な知識が必要となってくる。ディープラーニングの役割には，こういったさまざまな検査で得られた計測値を統合して，患者の状態やリスクを明示することも期待されるだろう。

Lancasterらは，866人の心不全患者に対し，ガイドラインによる拡張能評価とディープラーニングプログラムによる統合的な拡張能評価を行ったところ，プログラムでの評価の方が患者の予後予測層別化に有用であったことを報告した[6]。また，Casaclang-Verzosaらは，大動脈弁狭窄症患者における左室構造と機能の特徴を用いて，位相的データ解析を行うことで病態のマッピングを行い，大動脈弁狭窄症患者の自然歴を分類することができたと報告した（**図2**）[7]。さらに，Pandey，Kagiyamaらは，

LVEFの保たれた心不全において，心エコー図計測値から拡張能と患者の心血管イベントリスクを予測するAIモデルを作成し，インターネットで使用可能としている[8]。これらのプログラムの発達により，心エコー図検査で得られた計測値を入力するだけで，患者のリスクや病態評価，予後予測を算出することができるようになるかもしれない。

実践へ向けた検証

このように，心エコー図検査におけるAIの応用はここ数年で大きく進歩したが，今後もさらなる発展が期待される。2022年8月に発表されたOuyangらによるEchoNet-RCTは，心エコーAIを用いた史上初のランダム化比較試験である[9]。心エコー動画を用いたLVEFの測定について，AIによる測定と超音波検査士による測定とに無作為に割り付け，ブラインド下で循環器医師が判読した際にLVEFを5％以上修正した頻度を一次エンドポイントとした。結果は，AIの測定の方が有意に修正の頻度が少なく，AIが測定に要した時間は0秒であった。加えて，循環器医師が判読に要する時間も減少していた。今後も多くの試験でAIが人間を凌駕していくと思われる。

一方で，課題も多い。Zhangらは，前述の心エコー図画像における断面の判別において，心アミロイドーシスも高度に区別することができたと報告している[1]。今後の技術の進歩によって診断

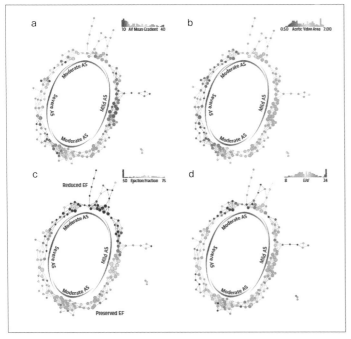

図2　大動脈弁狭窄症患者の自然歴マッピング
大動脈弁狭窄症患者を，重症をループの左側に，軽症を右
側になるように配置し，類似した患者を近くにマッピングす
るようにネットワークを描く。それぞれ，Mean PG（a），
AVA（b），LVEF（c），E/e'（d）を基に，赤（悪い）〜青（良い）
というように色分けを行った。
（参考文献7）より引用転載）

性能が向上し，実臨床に応用された際，特に悪性疾患との関連が強い心アミロイドーシスでは，診断の責任所在や誤診断の懸念が付きまとう。AIの自動診断の普及に当たっては，倫理面の協議が今後必要となってくるだろうし，これはおそらく心エコー図検査の領域以外にも共通した課題であろう。それらを乗り越えた将来，検査者がエコー装置の指示に従いながら心エコー図を撮像し，さらに，それがリアルタイムに高精度に自動計測され，診断補助も行われる時代となることを期待する。

●参考文献
1）Zhang, J., Gajjala, S., Agrawal, P., et al. : Fully Automated Echocardiogram Interpretation in Clinical Practice. *Circulation*, 138（16）: 1623-1635, 2018.
2）Kusunose, J., Abe, T., Haga, A., et al. : A Deep Learning Approach for Assessment of Regional Wall Motion Abnormality from Echocardiographic Images. *JACC Cardiovasc Imaging*, 13（2 pt 1）: 374-381, 2020.
3）Ouyang, D., He, B., Ghorbani, A., et al. : Video-based AI for beat-to-beat assessment of cardiac function. *Nature*, 580（7802）: 252-256, 2020.
4）Asch, F.M., Mor-Avi, V., Rubenson, D., et al. : Deep Learning-Based Automated Echocardiographic Quantification of Left Ventricular Ejection Fraction : A Point-of -Care Solution. *Circ. Cardiovasc. Imaging*, 14（6）: e012293, 2021.
5）Narang, A., Bae, R., Hong, H., et al. : Utility of a Deep-Learning Algorithm to Guide Novices to Acquire Echocardiograms for Limited Diagnostic Use. *JAMA Cardiol.*, 6（6）: 624-632, 2021.
6）Lancaster, M.C., Salem Omar, A.M., Narula, S., et al. : Phenotypic Clustering of Left Ventricular Diastolic Function Parameters : Patterns and Prognostic Relevance. *JACC Cardiovasc. Imaging*, 12（7 pt 1）: 1149-1161, 2019.
7）Casaclang-Verzosa, G., Shrestha, S., Khalil, M.J., et al. : Network Tomography for Understanding Phenotypic Presentations in Aortic Stenosis. *JACC Cardiovasc Imaging*, 12（2）: 236-248, 2019.
8）Pandey, A., Kagiyama, N., Yanamala, N., et al. : Deep-Learning Models for Echocardiographic Assessment of Diastolic Dysfunction. *JACC Cardiovasc. Imaging*, 10 : 1887-1990, 2021.
9）Ouyang, D., et al. : EchoNet-RCT-Safety and Efficacy Study of AI LVEF. ESC Congress 2022, Hot Line Session 3.

1. ITのCutting edge
1)「REVORAS」がもたらす循環器画像診断技術

下宮　大和　ザイオソフト(株)マーケティング部臨床応用開発グループ

　近年のCTおよびMRI検査は，装置や撮影技術の進歩に伴い，心大血管領域における画像診断において形態評価，機能評価，組織性状評価が可能になり，一度の検査で多くの診断情報を得られるようになった。一方で，装置から得られた多くの画像情報は，高度な画像解析や短時間での画像処理が求められており，多忙な医師や診療放射線技師の業務の中で，医用画像処理ワークステーションでの解析は重要な役割を担っている。

　2022年4月，ザイオソフトは新製品として「Ziostation REVORAS（以下，REVORAS)」を発表した（図1)。REVORASは，「Smart Imaging“みる”をシンプル，スマートに」をコンセプトに，これまでザイオソフトが培ってきたインテリジェンスの集大成として開発された。臨床にかかわる医師，診療放射線技師が，目的に合った画像や画像から得られる情報をスマートに活用できるようにすることで，あらゆる，“みる”（診る，観る，看る）をシンプルでスマートにする。

　本稿では，心大血管領域におけるREVORASを用いた形態評価，機能評価および組織性状評価についての技術解説を行うとともに，各アプリケーションの特長について紹介する。

■心臓CT, MRIにおける形態評価

　心臓検査において形態評価と言えば，

まず冠動脈評価が挙げられるであろう。冠動脈CT検査では，撮影と併せてvolume rendering（VR)やcurved planar reconstruction（CPR)の画像構築が有用であり，冠動脈を評価するための画像処理が多くの施設で実施されている。これらの画像処理は非常に煩雑で時間を必要とするため，以前から心臓全体や冠動脈の自動抽出が望まれていた。従来の冠動脈の抽出ではCT値をベースに行っていたが，REVORASではCT値の情報に加え，心臓の解剖情報と，解剖情報から得られた血管の連続性により抽出を行うことができる。これにより，従来のCT値のみに依存した処理と比較し，より精度の高い冠動脈の抽出が期待できる。また，「CT冠動脈バイパス術後解析」では，術後のバイパスグラフトに対しても自動抽出を実行し，データを開くと同時にバイパス血管を認識し，血管のラベリングを可能とした（図2)。

　REVORASではCTだけではなく，MRIで撮像した冠動脈の自動抽出も可能としている。MRIにおける冠動脈検査は，被ばくがなく，造影剤を使用せずに検査を行え，CTと比べより低侵襲で血管の情報が得られるほか，CTでは評価困難な高度石灰化症例でも血管内腔を描出できることから注目されている。近年では，compressed sensingを応用した撮像法が注目されてきており，撮像

時間の短縮が可能になることから，今後，多くの施設でMRIを用いた冠動脈の評価もますます注目されると思われる（図3)。

■心臓MRIを用いた心臓機能評価

　シネMRIを用いた心機能解析は，収縮機能，心室の拡張末期容積（EDV，EDVI)，心筋重量などを評価でき，非侵襲性，再現性の観点から心機能を測る上でゴールドスタンダードとなっている解析手法である。REVORASの「MR心機能解析」では，データを開くと同時に左室心筋の抽出に加え，右室心筋の自動抽出も可能である（図4)。心筋の自動抽出は冠動脈解析同様，形状認識機能と，解剖や統計学的な情報を融合した独自の画像認識技術を用いることで，より高い精度での心筋の抽出が見込まれる。REVORASのユーザーインターフェイスでは，解析に使用する短軸像（SA画像)に加え，長軸像（LA画像)や四腔長軸像（4ch画像)を読み込ませることで，リファレンスラインを表示させることができるので，現在解析している断面がわかりやすくなっている。また，心基部の解析範囲をLAと4ch画像から設定することもでき，弁の影響や心室の形状を考慮した解析範囲の設定が可能になった（図4)。

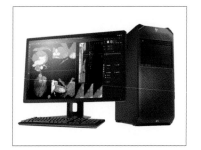

図1　Ziostation REVORAS

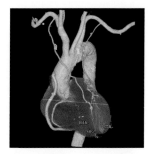

図2　冠動脈バイパス術後
　　　患者の自動抽出結果

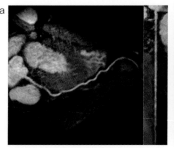
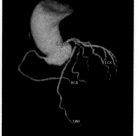

図3　MR冠動脈解析
　　a：MR画像から自動抽出された右冠動脈のCPRとs-CPR
　　b：冠動脈の自動ラベリング

〈0913-8919/23/￥300/論文/JCOPY〉

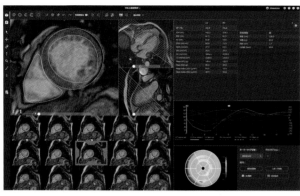

図4 REVORASに搭載されているMR心機能解析

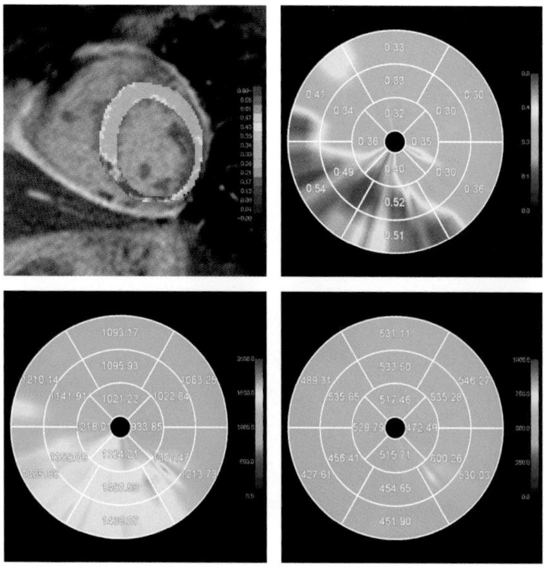

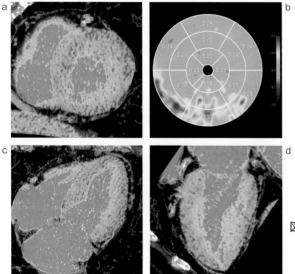

図5 MR心筋T1マッピング
a：ECV，b：ECVマップ，c：native T1マップ，d：T1マップ

図6 CT心筋ECV解析
a：SAフュージョン
b：ポーラーマップ表示
c：4chフュージョン
d：LAフュージョン

と期待される。ザイオソフトは20年以上にわたり，ソフトウエアの開発に取り組んできた。これらの経験を生かし，今後も医療技術の発展をめざして，独自の技術で患者に役立つ製品を開発し続け，医療に貢献していきたいと考えている。

一般的名称：汎用画像診断装置ワークステーション
販売名：ザイオステーション　レヴォラス　RL
認証番号：304ABBZX00001000

●参考文献
1) Philip, H., et al. : Cardiac T1 Mapping and Extracellular Volume (ECV) in clinical practice : A comprehensive review. *J. Cardiovasc. Magn. Reson.*, 18 (1) : 89, 2016.
2) Messroghli, D.R., Moon, J.C., Ferreira, V.M., et al. : Clinical recommendations for cardiovascular magnetic resonance mapping of T1, T2, T2* and extracellular volume : A consensus statement by the Society for Cardiovascular Magnetic Resonance (SCMR) endorsed by the European Association for Cardiovascular Imaging (EACVI). *J. Cardiovasc. Magn. Reson.*, 19 (1) : 75, 2017.
3) Ohta, Y., Kitao, S., Watanabe, T., et al. : Measurement of Myocardial Extracellular Volume Fraction From Iodine Density Images Using Single-Source, Dual-Energy Computed Tomography : A Feasibility Study. *J. Comput. Assist. Tomogr.*, 41 (5) : 750-756, 2017.
4) Oda, S., et al. : Myocardial Late Iodine Enhancement and Extracellular Volume Quantification with Dual-Layer Spectral Detector Dual-Energy Cardiac CT. *Radiol. Cardiothorac. Imaging*, 1 (1) : e180003, 2019.

問い合わせ先

ザイオソフト株式会社
マーケティング部
〒108-0073
東京都港区三田1-4-28
TEL：03-5427-1921
https://www.zio.co.jp/revoras/

■心筋性状をECVで診る

循環器領域におけるイメージングにおいて，心筋の線維化を評価することが，治療方針の決定や予後予測の上で重要とされている。これは，心筋の線維化は心筋障害と密接に関係しており，心筋障害が起こると間質に線維化が生じてしまうためである。この線維化の指標は，MRIを用いたピクセルごとのT1値を計算することで得られるT1マップ，また，得られたT1値とヘマトクリット値を利用することで求められる細胞外容積分画（extracellular volume fraction：ECV）マップで評価することができる[1),2)]（図5）。

しかしながら，MRIでの心筋の評価は，体内金属を有している患者へ検査が実施できないことや，撮像時間が長いため検査枠の確保などの課題がある。近年ではCT装置技術の進歩により，低管電圧撮影と逐次近似画像再構成を併用し，容易に高コントラストかつノイズの少ない画像の取得が可能となったことで，CT画像を用いたECV評価が注目されている。さらに，dual energy CTで撮影し，低keVで生成した仮想単色X線画像を用いることで遅延相のコントラスト分解能も向上し，MRIと同等の評価が可能になってきた。REVORAS最新のバージョンでは，従来のサブトラクションデータに加えてヨードマップにも対応した解析が行える。CTを用いたECV解析は，MRIと比較して検査枠の確保が容易であることや，従来の心臓CTに遅延相を追加するだけでECVを得られることも，実臨床では非常に有用である[3),4)]（図6）。

◎

本稿では，REVORASを用いた循環器画像診断技術について紹介した。「Smart Imaging "みる"をシンプル，スマートに」をコンセプトに作られたREVORASは，高度な画像解析が必要な心臓MRIにとって有用な製品になる

1. ITのCutting edge

2）AI技術を活用した画像診断支援ソフトウエアの最新情報
——AI-Rad Companion

高木 寛和 シーメンスヘルスケア（株）Digital & Automation事業部

全世界的に医療のデジタル化，人工知能（AI）技術の医療での応用が急速に進む中，日本国内でも2020年からAI技術を応用した画像診断，治療支援のソフトウエアが臨床現場に提供開始されている。

Siemens Healthineersでは，AI技術を活用したクラウド型画像診断支援のプラットフォームとして，「AI-Rad Companion（AIRC）」の提供を行っている。AIRCの薬事承認を2020年6月に取得して以降，2023年2月時点において，胸部CT画像AI診断支援「Chest CT」，前立腺MR画像診断支援「Prostate MR for Biopsy」，頭部MRI画像診断支援「Brain MR」，放射線治療計画における各臓器の輪郭抽出支援「Organ RT」の4つのシリーズを展開し，すでに10の機能が使用可能である。

さらに，製品の拡充と並行し，提供方法も日々アップグレードさせており，これまでのクラウドのみでの提供から，サーバタイプのオンプレミスとクラウドを掛け合わせて使用可能なハイブリット型での提供も可能となった。ハイブリッド型の大きなメリットとして，クラウド経由でedge device上のソフトウエアが常時アップデートされるため，最新の機能やアルゴリズムを迅速に使用いただくことができる。

本稿では，胸部CT画像AI解析ソフトウエアであるChest CTについて，アプリケーションの最新のアップデート機能とともに紹介する。

■基本機能

マルチベンダー対応，マルチオーガンアプローチが可能なChest CTは，1つの胸部CT画像から，肺，心臓，大動脈，胸椎骨の複数の部位の計測・定量化を行うことができる（図1）。

肺においては，肺結節検出および肺実質の計測・表示を行い，肺結節の2D/3Dの直径の計測および体積の自動計測を実施する。肺実質の計測では，

CT値－950HU以下の部位を自動的に色付けし，体積の自動計測および5つの肺葉（右上葉，右中葉，右下葉，左上葉，左下葉）ごとの割合の自動算出を行う。心臓では，心臓全体の体積と冠動脈石灰化の抽出および石灰化部位の全体の体積の自動計測を行う。大動脈では，アメリカ心臓協会（American Heart Association：AHA）のガイドラインに従い，9か所を自動抽出した上で，9か所の直径の自動計測を行う。胸椎骨では，T1〜T12の12か所の椎骨を自動セグメンテーションした上で，各椎骨の前面，中央，後方の3か所の高さの自動計測を実施し，併せて各椎骨の平均HU値の算出を行う。

CT撮影終了後，自動的に画像送信を行い，各臓器のセグメンテーション，検出，計測をすべて自動的に実施し，結果を自動返送するため，医師だけでなく診療放射線技師についても，追加の作業を行うことなく使用できる。実際に使用した医師からは，読影業務の効率化・質の向上に加え，結果に一貫性があり，標準化に貢献するとの評価をいただいている。また，読影業務の効率化の面では，2022年4月に医療機器一部変更承認を取得したことによりChest CTの肺結節検出機能の最新バージョンが搭載され，これまでの「セカンドリーダー型」に加えて，新たに「コンカレントリーダー型」の使用が可能となり，さらなる

ワークフローの改善が期待されている（図2）。肺がんが疑われる肺結節検出のための，AI技術を活用した医療機器プログラムとして，コンカレントリーダー型での使用方法が承認された初めての事例である[*1]。

読影業務改善の観点では，複雑な肺疾患を対象とした研究[1]において，Chest CTを使用しない場合，肺結節の平均読影時間が2分44秒±54秒であったのに対して，Chest CTを使った評価では，平均読影時間は36秒となり，78％もの大幅な時間短縮ができたとの報告がされている。また，放射線科専門医からは，すべての症例について，肺結節検出の自信が高まったとの報告がある。

■循環器領域での有用性

心臓領域では，心臓の体積計測および冠動脈石灰化部位の抽出・体積計測と，ユーザー定義の閾値に基づく重症度分類が実施される。van Assenら[2]の研究では，Chest CTによってセグメンテーション／計測された冠動脈石灰化部分の体積とAgatstonスコアとの間に相関係数r＝0.921（p＜0.001）の高い相関が認められ，Chest CTは70％の症例をAgatston分類と同様に分類し，Agatstonスコア1以上の症例を感度91％，特異度92％の精度で検出したと示されている。すなわち，心臓CT検査の代替検査手法の可能性が示唆されて

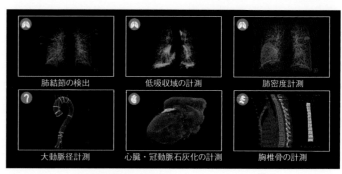

図1　Chest CTの解析結果の概要

肺結節の検出　　低吸収域の計測　　肺密度計測
大動脈径計測　　心臓・冠動脈石灰化の計測　　胸椎骨の計測

〈0913-8919/23/￥300/論文/JCOPY〉

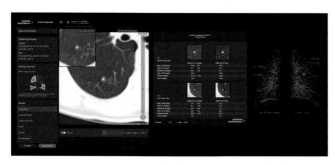

	セカンドリーダー型	コンカレントリーダー型	ファーストリーダー型
使い方	医師が読んだ後に使う（確認用）	医師の読影と同時に使う（同時利用）	医師の読影前に使う（スクリーニング利用）
診断への影響度	医師が最初に読むため 小	医師の判断に影響を与えるため 中	医師の判断に大きく影響を与えるため 大
必要な精度			

図2　画像診断支援AIの支援形式の比較

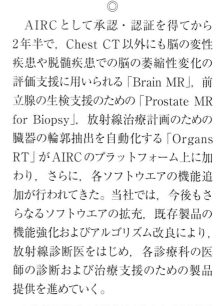

図3　Lung Lesion Follow-up

いる。日本国内の施設でも，Agatston スコアとの高い相関を評価した後に，AIRC の解析結果で得られる閾値に基づく重症度分類の情報を，冠動脈CT検査を行う前の精査として活用している。

大動脈の解析は，AHA ガイドラインなどの学会基準に従った9か所の大動脈径計測が実施される。Rueckel ら[3]は，造影CT撮影を経た大動脈瘤を持つ18症例を対象とした後ろ向き研究において，手動による大動脈径計測結果と，Chest CT のプロトタイプで自動的に計測された大動脈径計測結果を比較した。その結果，AI支援を利用した場合[*2]，平均レポート時間が63％（13分1秒から4分46秒に）減少したとの報告がある。

さらに，読影レポートの時間短縮だけでなく，日本の読影医からは，「AIRC が自動的にセグメンテーションし，既定の部位で測定されることで，再現性の高い結果が得られ，より正確な経過観察ができる」との評価をいただいている。

■ 最新機能

Chest CT の追加機能として，2022年12月1日に「Lung Lesion Follow-up」

という，過去の肺結節データと比較する機能の認証を取得した。この機能は，同一患者の過去のデータがある場合，最新の胸部CT画像を Chest CT へ送信すると，自動で過去の肺結節データと比較し，サイズの拡大，縮小の程度を表示する（図3）。さらに，同一の肺結節拡大の進行状況であれば，何日で肺結節サイズが2倍になるかを示す「Doubling time」が表示される。この機能により，使用した医師からは，今までよりもさらに過去比較が簡便となり，読影時間の短縮および読影負荷の軽減が行われるとの評価をいただいている。特に肺結節の過去比較においては，数が多い場合にはフォローするのに非常に多くの時間と労力を伴うため，自動で比較する機能は直接的に読影の支援になるとの評価をいただいている。

さらに，大動脈の解析についても2023年に機能が追加されている。大動脈解析では，AHA ガイドラインなどの学会基準に従った9か所に加え，上行大動脈と下行大動脈それぞれの最大径を計測する。今までの固定された位置に加え，上行大動脈と下行大動脈それぞれの最大径を抽出することで，より大動

脈瘤の評価およびフォローアップを簡便にすることが考えられる。

このように，AIRC は日々顧客のニーズに合わせて新機能を研究開発し，さらにバージョンアップにて追加を行っている。AIRC はクラウドベースのソリューションであり，新機能が追加された場合には国内すべての施設で即日使用可能となっている。常にバージョンアップを行い，最新の機能をお使いいただけることも AIRC のメリットの一つである。

◎

AIRC として承認・認証を得てから2年半で，Chest CT 以外にも脳の変性疾患や脱髄疾患での脳の萎縮性変化の評価支援に用いられる「Brain MR」，前立腺の生検支援のための「Prostate MR for Biopsy」，放射線治療計画のための臓器の輪郭抽出を自動化する「Organs RT」が AIRC のプラットフォーム上に加わり，さらに，各ソフトウエアの機能追加が行われてきた。当社では，今後もさらなるソフトウエアの拡充，既存製品の機能強化およびアルゴリズム改良により，放射線診断医をはじめ，各診療科の医師の診断および治療支援のための製品提供を進めていく。

*1 胸部CT画像から肺結節を検出する医療機器として，使用方法に「コンカレントリーダー型」を含む読影診断支援ソフトウエアは，2022年4月末現在「AI-Rad Companion Chest CT」のみとなります（自社調べ）。

*2 プロトタイプの自動計測結果を手動で修正した時間も含みます。

● 参考文献
1) Abadia, A.F., Yacoub, B., Stringer, N., et al. : Diagnostic Accuracy and Performance of Artificial Intelligence in Detecting Lung Nodules in Patients With Complex Lung Disease : A Noninferiority Study. *J. Thorac. Imaging*, 37（3）: 154-161, 2022.
2) van Assen, M., Martin, S.S., Varga-Szemes, A., et al. : Automatic coronary calcium scoring in chest CT using a deep neural network in direct comparison with non-contrast cardiac CT : A validation study. *Eur. J. Radiol.*, 134 : 109428, 2021.
3) Rueckel, J., Reidler, P., Fink, N., et al. : Artificial intelligence assistance improves reporting efficiency of thoracic aortic aneurysm CT follow-up. *Eur. J. Radiol.*, 134 : 109424, 2021.

問い合わせ先

シーメンスヘルスケア株式会社
コミュニケーション部
〒141-8644
東京都品川区大崎1-11-1
ゲートシティ大崎ウエストタワー
TEL : 03-3493-7500
https://www.siemens-healthineers.com/jp/

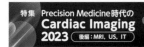

1. ITのCutting edge
3）「IntelliSpace Portal 12」の心臓解析アプリケーション
——心臓を中心とした循環器領域における技術解説

平久保　拓　（株）フィリップス・ジャパンEDIビジネスマーケティングスペシャリスト

フィリップスのIT分野においては，PACS「Vue PACS」，医用画像ワークステーション「IntelliSpace Portal（ISP）12」，心血管領域用画像・情報管理システム（動画サーバ「IntelliSpace Cardiovascular」）など，幅広く臨床をカバーする製品を提供している。その中でISPは，モダリティ専用画像処理ワークステーションから現在のマルチモダリティ（CT，MRI，核医学），マルチベンダーワークステーションへと発展してきた。スタンドアローン型・サーバ型が選択可能で，クライアント数の制限なく，同時アクセスライセンス数による管理ができ，施設に適した運用が可能である。循環器領域，脳神経領域，オンコロジー領域はもちろん，急性期に特化したアプリケーションなど，幅広い70を超えるアプリケーションを持ち，多岐にわたる診療領域で活用されている。なかでもISP 12は循環器領域のアプリケーションが豊富で，既存ソフトウエアが強化され，新規に搭載されたアプリケーションも多い。有用性のあるアプリケーションとして，「Comprehensive Cardiac Analysis（CCA）」（冠動脈CT画像の解析），「CT Calcium Scoring」（心臓カルシウム・スコアリング解析），「Cardiac MR Analysis」（総合的心臓解析），「MR Caas 4D flow Artery & Heart」などのラインアップをそろえている。

■CCAを使用した冠動脈CT画像解析

CCAは，名前のとおり総合的に心臓造影画像の画像処理から解析が行えるアプリケーションである。過去のバージョンでは，冠動脈の抽出に多くの時間をかけ，多い場合10本以上を手作業でトレースし，画像を作成していた。ISP 12では，従来のアルゴリズムから畳み込みニューラルネットワーク（convolutional neural network：CNN）ベースの血管抽出アルゴリズムを強化し，解剖学的3Dモデリングを用いて心臓の構造を解析することができる。それにより，大動脈，心室，心房などを画像読み込み時に自動的に認識（セグメンテーション）し，血管トレースも高精度に最大12枝を抽出できる。さらに，一連で複数の心位相の画像を読み込み，同時に解析処理を実行することで，心機能解析も行い，冠動脈解析〜心機能解析をワンクリックで行うことが可能である。また，弊社のSpectral CT「IQon Spectral CT」「Spectral CT 7500」の画像を利用した場合は，SBI（Spectral Based Image）と呼ばれるDICOM形式のファイルをそのまま読み込むことが可能で（図1），造影効果が十分に得られなかったケースや造影剤投与量を減らさざるを得ない場合に[1), 2)]，仮想単色X線画像のX線光子エネルギーをインタラクティブに変更でき，血管のセグメンテーションの結果を改善することができる。コンソール上で複数の仮想X線エネルギー画像の再構成を必要としないため，適切な仮想X線画像をリアルタイムに見つけることが可能で，より良いワークフロー環境を提供できる。また，「CT Multiphase Analysis」を利用すれば，通常は単純画像と造影画像から extracelluar volume fraction（ECV）[3)]，arterial enhanced fraction（AEF）の解析結果を得るが，SBIを利用することで，造影画像から仮想単純画像を計算し，ECV[3)]，AEFの解析結果を得ることができる。

■人工知能（AI）を利用した心筋トレース機能

心臓MRIは時間がかかる検査とされてきた。近年は，フィリップスのMRI高速撮像技術の「Compressed SENSE」や「SmartSpeed」により撮像時間の短縮は可能となったが，解析には多くの時間がかかることがワークフロー上の課題であった（解析者の負担となっていることも少なくない）。最新のISP 12から，心機能解析・遅延造影の解析アプリケーションであるCardiac MR Analysisの「LV & RV Function」に，AI技術が搭載された。AI技術は機械学習であり，「教師あり学習」を用いている。CNN[4), 5)]と呼ばれる画像認識のAIモデルと，それに続く deformable shape-constrained model で構成されている。「教師あり学習」は教師となるデータを基に学習するため，精度を上げるには大量の画像データが必要とされるが，AIモデルの堅牢性を高めるため，欧州6施設の幅広い条件で撮像されたデータを用いてAIモデルの学習・評価を行い開発した。このAI技術により左心室（LV），右心室（RV）の内腔，外腔の自動トレースを実現し，解析時間を大幅に短縮できるよう

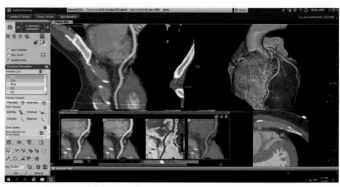

図1　CCAによるSBIを利用した解析

〈0913-8919/23/￥300/論文/JCOPY〉

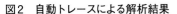

図2　自動トレースによる解析結果

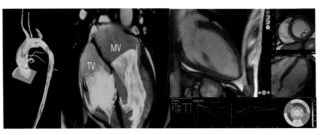

図3　MR Caas 4D flow Artery & Heart と MR Strain

になった（図2）。また，事前に設定することで，ISPに画像データ受信後からバックグラウンドで自動解析をしておくことが可能で，アプリケーションを起動すると，解析が終了している状態から画面が始まる。解析者は拡張期（ED）／収縮期（ES）フェーズと心室の自動トレースの確認作業のみで解析結果を得ることができ，修正が必要な場合でも多くの時間は必要とせず，PACSやレポートに転送できる。結果，従来約20分かかる心機能解析を，5分以内で終えることができるようになった。また，トレース作業にかかる時間や精度は解析者の経験値によって大きく差が出るため，自動トレースになることで解析結果の個人差も低減できる。これまで時間に追われ検査と解析を同時進行していたユーザーも，検査に集中することができ，患者ファーストな環境を提供できる。

■ MR 4D Flow と MR Strain 解析

ISP 12から，Pie Medical社の「MR Caas 4D flow Artery & Heart」「CaaS MR Strain（以下，MR Strain）」をISP上で提供している（図3）。MR Caas 4D flow Artery は大動脈血管を対象にしたアプリケーションで，大動脈瘤・解離の疾患を予測したり，外科的な治療後のフォローアップなどへの応用が提言されており，血流の視覚化と3Dでflowの計測を行える。MR Caas 4D flow Heart は心臓弁膜症，先天性心疾患などのケースで活用が期待され[6]，4つの弁（大動脈弁，僧帽弁，三尖弁，肺動脈弁）のflowの可視化が可能である。どちらの解析も，通常ルーチンとして撮像されるSSFP法と3D phase contrast

法による3方向の位相画像だけで解析ができる。4D flow MRIの解析は煩雑で難しいイメージがあるが，本アプリケーションは簡便で，画像に対し，ガイダンスに従って数クリックで血管，弁などを選択するのみで解析できるため，解析者の経験値に依存せず，血流の定量化が可能である。MR Caas 4D flow Arteryでは，上行大動脈瘤などの主要血管の病変部を効率良く視覚化できる。MR Caas 4D flow Heartでは，自動バルブトラッキングによる心膜内解析により，心臓弁での血流の視覚化などを提供できる。

MR Strainは，心筋の収縮を3種類〔global radial strain（GRS），global circumferential strain（GCS），global longitudinal strain（GLS）〕の方向に分けて表すことができるアプリケーションであり，このアプリケーションでは特殊なタギング撮像は追加不要である。通常，ルーチン撮像である短軸および長軸のSSFPのシネ画像を用いたfeature tracking法を用いて，自動で左室のED/ESフェーズを認識し，心内腔／外腔をトレースし，GRS，GCS，GLSの3種類のストレイン解析ができる。ストレインは拡張型心筋症（DCM），肥大型心筋症（HCM），拘束型心筋症（RCM）の患者，および弁膜性心疾患患者の診断および経過観察の支援が可能と言われている[7]。MRIの撮像技術は進化しており，解析アプリケーションについてもよりいっそうの発展が期待される。

◎

本稿では，ISPに搭載されている最新の循環器領域のアプリケーションを紹介した。ISPは循環器画像診断において，これまでユーザーの方々から有用性を評

価されてきた。既存のアプリケーションをより強化し，アプリケーションによってはAI技術の搭載により，より正確に，解析から診断までの時間をより短縮できるワークフローを提供できるように改善してきた。これまで時間に追われ，解析に多くの時間を割いている方々に検査に集中していただくことで，患者中心の画像診断の提供に少しでも貢献できれば幸いである。

●参考文献
1) Nakaura, T., et al. : Low contrast- and low radiation dose protocol for cardiac CT of thin adults at 256-row CT : Usefulness of low tube voltage scans and the hybrid iterative reconstruction algorithm. *Int. J. Cardiovasc. Imaging*, 29 (4) : 913-923, 2013.
2) Nakaura, T., et al. : Low contrast agent and radiation dose protocol for hepatic dynamic CT of thin adults at 256-detector row CT : Effect of low tube voltage and hybrid iterative reconstruction algorithm on image quality. *Radiology*, 264 (2) : 445-454, 2012.
3) Oda, S., et al. : Myocardial Late Iodine Enhancement and Extracellular Volume Quantification with Dual-Layer Spectral Detector Dual-Energy Cardiac CT. *Radiol. Cardiothorac. Imaging*, 1 (1) : e180003, 2019.
4) Ecabert, O., et al. : Automatic model-based segmentation of the heart in CT images. *IEEE Trans. Med. Imaging*, 27 (9) : 1189-1201, 2008.
5) Brosch, T., et al. : Deep Learning-Based Boundary Detection for Model-Based Segmentation with Application to MR Prostate Segmentation. *MICCAI*, 515-522, 2018.
6) Noriko, O-M., et al. : Clinical Applications of 4D Flow MR Imaging in Aortic Valvular and Congenital Heart Disease. *Magn. Reson. Med. Sci.*, 21 (2) : 319-326, 2022.
7) Daniele, M., et al. : Clinical applications of feature-tracking cardiac magnetic resonance imaging. *World J. Cardiol.*, 10 (11) : 210-221, 2018.

問い合わせ先
株式会社フィリップス・ジャパン
〒108-8507
東京都港区港南2-13-37　フィリップスビル
お客様窓口：0120-556-494
受付時間：9：00～18：00
（土日祝祭日・年末年始を除く）
www.philips.co.jp/healthcare

1. ITのCutting edge
4）循環器領域における解析機能の紹介と今後の展望

西岡　大貴　富士フイルムメディカル㈱ITソリューション事業部

冠動脈疾患に対する診断・治療について，2022年3月に新しいガイドライン[1]が日本循環器学会から発表され，大規模試験などエビデンスの蓄積[2]により，CTファーストが提唱されている。CTは，単一モダリティによる形態からバイアビリティ評価までの一連の解析評価が可能になりつつあるとともに，新たなCT装置が登場し，スペクトラル解析に対する期待も大きく，利用範囲の拡大が見込まれている。

一方，評価項目の多さゆえに解析に時間を要するなど，現場では大きな負担となっている場合もある。とりわけ循環器領域における疾患は多岐にわたり，生体検査や画像検査を組み合わせ，的確に判断し最適な治療を行うことが必要となるため，的確な診断に加え，診断を行うまでの速度，操作性，再現性といった要因も，解析アプリケーションにおいて重要度が高いとされている。

死亡原因第2位の心疾患[3]に対する解析においては，早期発見の重要度も高いため，弊社としては「高い自動抽出精度から，誰でも簡便に扱うことができる」をコンセプトに，アプリケーションの開発を行っている。最近ではディープラーニングなどの人工知能技術開発に力を入れ，また，幅広いニーズに応えるため，新たなソリューションとして医療クラウドの提供を開始した。

本稿では，富士フイルム社製3D画像解析システム「SYNAPSE VINCENT（以下，VINCENT）」に実装されている機能の中から，循環器領域アプリケーションにおける特徴的な解析機能とクラウドソリューションについて紹介する。

■冠動脈解析（CT）

冠動脈CT検査はボリュームデータとしてさまざまな情報を持っており，経皮的冠動脈インターベンション（PCI）治療戦略として使用が広がっている。VINCENTの最新バージョンでは，ディープラーニング技術を設計に用いたアルゴリズムを搭載し，冠動脈評価を強力にサポートする。循環器内科医の使用が多くなっているslab MIP法についてもサポート機能を搭載。本来であれば，2Dベースの画像を任意に回転させ必要な画像を表示させるといったテクニック

が必要であるが，VINCENTではより直感的にわかりやすくするため，3D画像上（図1 a←）で血管を選択することで，簡単にslab MIP観察が可能となる（図1 b）。また，3D画像からの関心領域の指定が可能で，3D画像上に挿入されている緑枠がslab MIPの表示箇所を示している（図2）。

さらに，VINCENTの冠動脈解析（CT）では，冠動脈の各血管領域におけるボロノイ法を利用した心筋支配領域の算出機能を有している。一般に，心筋灌流量（myocardial mass at risk：MMAR）（図3）の評価は，冠動脈治療の戦略を検討する上での一助となっている[4]。

■遅延造影解析（CT）

CT検査によるバイアビリティ評価も広がりを見せているが，撮影の簡便性が

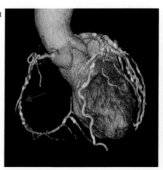
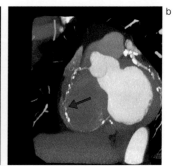

図1　Slab MIP法のサポート機能
a：3D画像，b：slab MIP画像

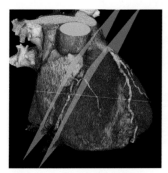

図2　Slab MIP補助画像

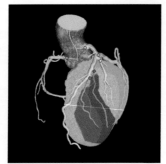

図3　MMAR表示

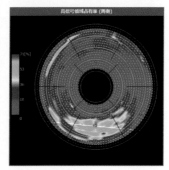

図4　遅延造影CTにおける高信号領域占有率

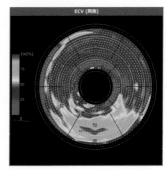

図5　ECV解析

〈0913-8919/23/¥300/論文/JCOPY〉

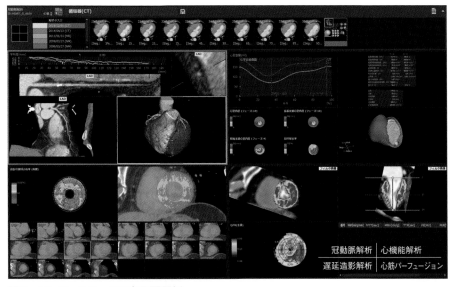

図6 コンソールモードの表示画面例

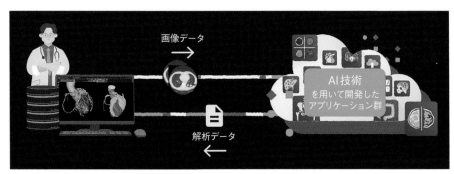

図7 SYNAPSE VINCENT Cloud

その要因の一つと考えられる。造影CTで用いるヨード造影剤は，MRIでのガドリニウム造影剤と類似した薬物動態を示すため，造影CTでも遅延造影の評価が可能である（図4）。また，造影CTと単純CTとのCT値差から細胞外容積分画（extracellular volume：ECV）解析評価（図5）を行うことも可能であることから，診断に有用との報告も出ている[5]。

VINCENTでは，遅延造影解析（CT）においても非剛体位置合わせを活用することで，コントラストの淡い遅延造影でもECV解析が可能となっている。

■ 多彩な表示方法（コンソールモード）

循環器領域のソフトウエアは，冠動脈解析のみならず複数の解析が必要となる場合も多い。上記の遅延造影以外に，心筋の動きを評価する心機能解析，心筋への血液灌流を評価する心筋パーフュージョン（CT）などが挙げられるが，

解析ごとに画面を切り替えるなどの煩雑さが問題であった。そこで，解析された結果を1クリックで1画面に表示できるコンソールモードを搭載した（図6）。これにより，多数の解析が行われていても，簡便に起動・表示することができる。より詳細に一つ一つの解析の確認をする場合は，各解析のみを表示する標準モードにも切り替えが可能である。

■ 医療クラウドサービス

2022年4月より，「SYNAPSE VINCENT Cloud」サービスの提供を開始した（図7）。

これまでVINCENTの導入には専用PCやサーバを施設に設置する必要があったが，インターネットクラウドでそれらを置き換える本サービスでは，インターネット環境があれば，月額にてAI技術で設計した画像解析機能を，予算や用途に合わせて利用可能になる。また，常に最新バージョンの解析を利用で

きるところも，利用者に評価いただける点と思われる。

◎

VINCENTは，2020年，第6世代となるVer6のリリースを行った。最大の特徴はディープラーニング技術によって設計・開発された最新アルゴリズムの搭載である。VINCENTは，発売当初から臨床現場のニーズに応えながら成長し続けてきたこともあり，再現性，操作性，簡便性の高さが評価され，循環器領域の臨床現場で多く活用されている。今回は触れていないが，循環器領域でも期待されているDual Energy解析についてもソフトウエアのリリースを行った。今後も富士フイルムは，多様化する医療ニーズに対応するため，現場の要望を集約して開発を進めるとともに，クラウドモデルの活用など，変わりゆく時代の流れの一歩先をめざすことで，メディカルITソリューションに関するリーディングカンパニーとしての役割を果たしていきたいと考える。

3D画像解析システム SYNAPSE VINCENT
販売名：富士画像診断ワークステーション
FN-7941型
認証番号：22000BZX00238000

●参考文献
1) 日本循環器学会, 他：2022年JCSガイドライン フォーカスアップデート版 安定冠動脈疾患の診断と治療.
https://www.j-circ.or.jp/cms/wp-content/uploads/2022/03/JCS2022_Nakano.pdf
2) Newby, D.E., Adamson, P.D., Berry, C., et al.：Coronary CT Angiography and 5-Year Risk of Myocardial Infarction. *N. Engl. J. Med.*, 379 (10)：924-933, 2018.
3) 令和3年 (2021) 人口動態統計月報年計 (概数) の概況. 厚生労働省.
https://www.mhlw.go.jp/toukei/saikin/hw/jinkou/geppo/nengai21/index.html
4) Sumitsuji, S., Ide, S., Siegrist, P.T., et al.：Reproducibility and clinical potential of myocardial mass at risk calculated by a novel software utilizing cardiac computed tomography information. *Cardiovasc. Interv. Ther.*, 31 (3)：218-225, 2016.
5) Marcelo, S., Nadine, K., et al.：Interstitial Myocardial Fibrosis Assessed as Extracellular Volume Fraction with Low-Radiation-Dose Cardiac CT. *Radiology*, 264 (3)：876-883, 2012.

問い合わせ先

富士フイルムメディカル株式会社
マーケティング部
〒106-8620
東京都港区西麻布2-26-30
富士フイルム西麻布ビル
TEL：03-6419-8033
https://www.fujifilm.com/fms/

2. ITの技術革新がもたらす循環器画像診断のCutting edge

1）循環器領域における医用画像ワークステーションの現状と展望

立石　敏樹　福井大学医学部附属病院放射線部（前・国立病院機構宮城病院）

医用画像ワークステーション（以下，ワークステーション）は，CT装置やMRI装置など，診断装置の高性能化と大量に発生するボリュームデータを活用するために，1990年代前半より3D再構成を目的とする臨床向けの製品として登場した。その後，2002年にはネットワーク型が主流となるなど，さまざまな変遷を遂げ今日に至っている。近年，ワークステーションは3D作成のアプリケーションだけでなく，artificial intelligence（AI）を搭載した診断や解析の補助ツールとしての役割も担ってきている。本稿では，循環器領域に焦点を当て，ITの技術がもたらすワークステーションの現状と展望を述べる。

循環器領域の画像解析の現状

ワークステーションにおける3D-VRやMIP，CPRをはじめとした画像処理技術は，汎用のPACSでも使用可能になってきており，技術的にはすでに確立されている。また，心臓領域における駆出率や石灰化スコアなどの算出も，以前に比べ処理時間は短縮したものの，今後も大きく変わる要素は少ないと思われる。

一方で，CT装置やMRI装置の高性能化により検査手技のハードルが下がり，スキャン時間は短縮した。しかし，多くの医療機関では，診療放射線技師が画像解析を行い，一次読影的な診断補助業務を担っているものと思われる。特に循環器領域では，治療支援，手術支援などの時間に追われ，スキャンに関する

時間は短くなったものの，スタディあたりに要する時間は，ワークステーションの性能が向上した現在においてもあまり大きく変わっていないと思われる。

循環器領域の画像処理は，これまで，冠動脈解析，石灰化スコア解析，心機能解析がルーチン業務として行われている。冠動脈解析は，ワークステーションに画像が取り込まれると同時に自動で血管を認識し，冠動脈のラベリングや各分枝のCPR画像作成，狭窄率の測定まで可能となっている。これらの画像解析の自動化の精度は，黎明期・成長期を経て，すでに成熟期となっている。また，心筋SPECTとのフュージョンなど，マルチモダリティの画像解析も可能なほか，狭窄病変の検出だけでなく，虚血の評価も可能となっており，安定冠動脈疾患の経皮的冠動脈インターベンション（PCI）施行時の機能虚血評価なども行うことができる。

循環器領域のレポート

2019年4月1日より働き方改革関連法案の一部が施行され，医療業界にも変革をもたらした。2021年10月には診療放射線技師を含む4職種を対象とした法改正が行われ，業務範囲が拡大された。医政発0430第1号の通知で明記されている「画像診断における読影の補助」においては，医師への異常所見の伝達や見落とし防止など，医療安全を推進する上で診療放射線技師の役割は大きく，資質向上を図りながら積極的に業務を

推進すべきであるとされている。循環器領域では，すでに，依頼医師に向け最適な画像の提供や情報を整理するなどのタスクがあるところが多い。しかし，担当する診療放射線技師により所要時間に大きな差があるのが現状であると思われる。ワークステーションの画像処理においては，自動処理によるところが多くなり，操作時間に大きな差は見られないため，今後，ワークステーションには，循環器領域の専用レポートシステムとの連携やサポートが求められるようになると考えられる。

ワークステーションには循環器領域の専用レポートシステム（図1）との連携機能が備わっていないケースがほとんどであるため，作成した所見画像や計測数値をシームレスに活用できないことから，画像解析というポストプロセス後に，さらにポストプロセスが発生し，それによるバリデーションに時間を要することになる。循環器領域では，冠動脈解析やCTAなどにとどまらず，経カテーテル大動脈弁留置術（TAVI）やステントグラフト内挿術（EVAR）などをサポートしたシステム構築を行っていかなければならない。

現状の課題

ワークステーションにおける自動抽出といった画像解析に関連する機能は，現状においてはほぼ確立されており，AIアルゴリズムを組み合わせた高度な画像認識技術により自動抽出の精度が向上

〈0913-8919/23/¥300/論文/JCOPY〉

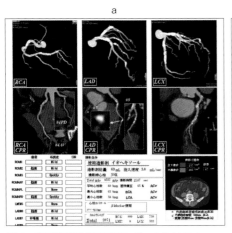
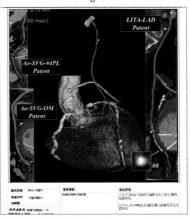
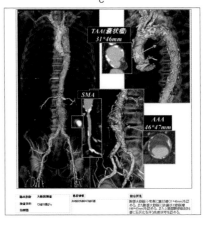

図1 循環器領域の専用レポートシステム
a：冠動脈解析，b：CTAレポート，c：EVARレポート
（画像ご提供：名古屋ハートセンター様）

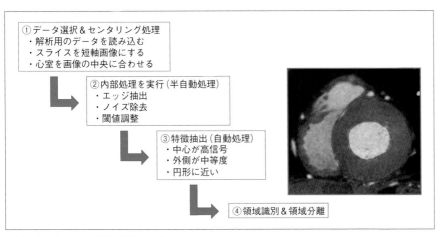

① データ選択＆センタリング処理
・解析用のデータを読み込む
・スライスを短軸画像にする
・心室を画像の中央に合わせる

② 内部処理を実行（半自動処理）
・エッジ抽出
・ノイズ除去
・閾値調整

③ 特徴抽出（自動処理）
・中心が高信号
・外側が中等度
・円形に近い

④ 領域識別＆領域分離

図2 心室・心筋の領域認識ステップ

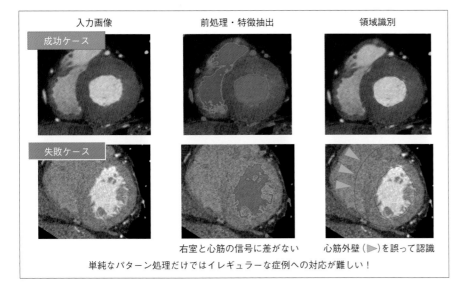

入力画像　　前処理・特徴抽出　　領域識別

成功ケース

失敗ケース

右室と心筋の信号に差がない　　心筋外壁（▶）を誤って認識

単純なパターン処理だけではイレギュラーな症例への対応が難しい！

図3 心腔輪郭抽出の領域認識例

したとしても，部分的な時間短縮にすぎず，業務全体を通して見た場合には，劇的な効率化には効果が低いと思われる。また，診療放射線技師の業務目的である診断・治療の支援といった視点から見ると，現状のワークステーションは検査後に発生する一部分のみをカバーしているにすぎない。上流（モダリティ）からは高い互換性によりデータ受け取りが可能であるが，自身が上流となった場合において，下流工程（レポートシステムなど）に対して内部的な連携機能を備えていないため，精度の高い支援情報を提供するには手数を増加せざるを得ない状況となっている。一部のベンダーでは，自社製品同士であればある程度の内部連携が可能となっているが，これによりベンダーロックアウトが発生する可能性がある。また，同一ベンダーの組み合わせが必ずしも施設の運用に最適な機能を提供できるとは限らず，むしろ各分野の機能に特化したマルチベンダーによる製品の組み合わせが最適解となるケースが多いため，ベンダーロックアウトはワークステーションのみならず，医療情報システム全体における課題とも言える。

今後の展望・要望

心機能評価や心筋パーフュージョン解析は，高精度の輪郭抽出が必要である。一般的に，心室・心筋の抽出領域の認識の画像処理のステップとして，データの選択とセンタリング処理が行われ，続いて短軸画像が作成される。その後，内部処理として，エッジ抽出やノイズ除去，閾値調整などが行われ，続いて心筋の自動抽出処理や心室・心内腔・心筋などの領域の識別，分離が行われる（**図2**）。その際，単純なパターン処理だけでは，イレギュラーな症例への対応が難しい（**図3**）。そこで，各社画像認識やAIなどの処理によって，高精度な輪郭抽出が行われる。

昨今，AIプログラミングの成長期とも言える状況であり，ワークステーションにおいても同様と言える（**図4**）。現状

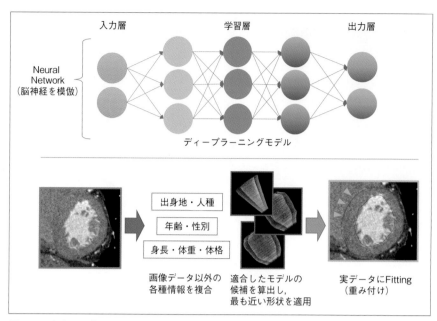

図4　AI（ディープラーニング）を組み合わせた画像処理

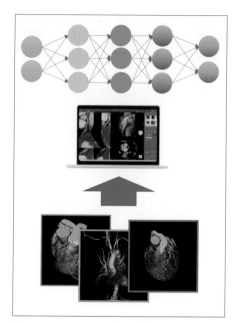

図5　オフライン・ディープラーニング

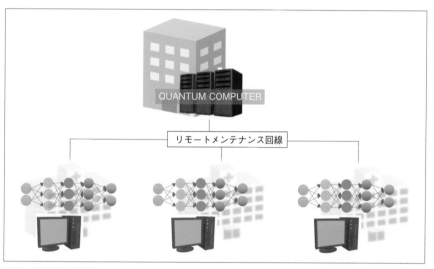

図6　将来的な構想
セキュアな回線を利用し，量子コンピュータで回収したデータを統合，アルゴリズムの最適化，ディープラーニングのアップデートが可能となることが期待される。

は，各ワークステーションメーカーがAIを自社の得意分野である画像認識に応用する方向で開発している。

　AIは，画像認識だけではなく，robotic process automation（RPA）においても有用性が高く，ポストプロセス（画像解析）後のポストプロセス（レポートシステム連携）は，RPAを組み合わせることで自動化し，全体的な作業の効率化および個々のスキル格差の是正に用いられている。

ディープラーニングと将来的な構想

　現在，ほとんどの施設において，セキュリティの観点からワークステーションはクローズドネットワーク内での運用が行われている。AIプログラムの最大の特徴である機械学習には膨大なサンプリングが必要であり，クローズドネットワークでは，その特徴を生かしきれない。症例数の多い施設では院内データによるオフライン学習機能（図5），また，症例数の少ない施設ではセキュアメンテナンス回線を利用したオンライン学習機能を利用するなど，ベンダーが施設のレベルに合った提案を行い，さまざまなカスタマイズプランやサブスクリプションサービスといったコストに見合ったサービスを提供していかなければ発展していかない

ものと思われる。近い将来にはスーパーコンピュータが量産され，オンプレミスでもディープラーニングの環境が構築され，ベンダーは量子コンピュータで回収したデータを統合し，アルゴリズムの最適化，アップデートを行い導入施設に展開できるようになれば，さらなる発展が期待される（図6）。

　機械学習は量子コンピュータの得意分野と言われており，施設や個人レベルでスーパーコンピュータの所有が可能となれば[1]，実現可能なレベルと言える。

◎

　IT技術の活用がカギとなるニューノーマルの時代へ適応するためには，デジタルトランスフォーメーションが重要であると考えられている。循環器領域のような動きのある検査部位では，精度の高いmotion correctionが可能となるなど，AIの活用により画像処理分野は大きな発展を遂げている。近年では，スペクトラルCTやフォトンカウンティングCTなど，新たな画像データが発生しているため，ハードウエア面だけでなく，これらのデータマネージメントも，今後重要なカギとなってくるであろう。

●参考文献
1）齊藤元章：エクサスケールの衝撃．PHP研究所，京都，2014．

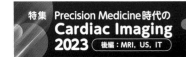
2. ITの技術革新がもたらす循環器画像診断のCutting edge

2) ザイオソフト社製ワークステーションによる 負荷心筋パーフュージョンMRI定量解析の 使用経験

石田　正樹　三重大学大学院医学系研究科放射線医学

冠動脈疾患の治療戦略を考える上で，定量的心筋パーフュージョンイメージングの重要性が高まっている。また，本邦でも心筋パーフュージョンMRIを用いた心筋血流定量解析ソフトウエアが開発され，臨床利用が可能となっている。本稿では，心筋パーフュージョンMRI検査およびその定量解析の意義について説明し，さらに，ザイオソフト社製ワークステーション「Ziostation REVORAS（以下，REVORAS）」を用いた負荷心筋パーフュージョンMRI定量解析の使用経験について述べる。

負荷心筋パーフュージョン MRI検査の意義

安定冠動脈疾患において，現在，多くのガイドラインでは，経皮的冠動脈インターベンション（PCI）を行うかどうかの決定に，侵襲的心筋血流予備量比（FFR）を行って機能的狭窄度を判定することが推奨されている。しかし，侵襲的な検査であるFFRにはさまざまなリスクがあり，非侵襲的な画像検査が必要とされてきた。

FFRで定義される血行動態学的な有意狭窄を，非侵襲的に診断するための血流イメージングの一つとして，負荷心筋パーフュージョンMRIがある。2021年に米国心臓協会（AHA）と米国心臓病学会（ACC）から発表された「胸痛の評価と診断のガイドライン」[1]や，日本循環器学会の「2022年 JCS ガイドライン

フォーカスアップデート版 安定冠動脈疾患の診断と治療」[2]では，安定型胸痛において，閉塞性冠動脈疾患の事前確率が高い場合は負荷心筋パーフュージョンMRIを含む負荷イメージングの実施が推奨されている。

負荷心筋血流イメージングの診断能に関するメタ解析によると，FFRをリファレンスとした場合，負荷心筋パーフュージョンMRIの診断能は負荷心筋血流PETと同等に高いことが報告されている。また，冠動脈狭窄に対してPCIを行うかどうかの判断に関して，FFRを利用する場合と比較して，負荷心筋パーフュージョンMRIを利用した場合には1年後の予後に差がないことが示され，負荷心筋パーフュージョンMRIで治療方針を決定することの有効性が明らかにされている[3]。このように負荷心筋パーフュージョンMRIは，冠動脈の有意狭窄の診断および治療方針決定において，侵襲的FFRとほぼ同等の意義を有していると言える。特に，ほかの非侵襲的画像診断法では治療方針決定において侵襲的FFRとほぼ同等であることの明確なエビデンスは示されておらず，負荷心筋パーフュージョンMRIの特長である。また，負荷心筋パーフュージョンMRIは放射線被ばくを伴わず，負荷心筋血流SPECTより高い空間分解能で心筋虚血を描出できる。そのため，冠動脈多枝病変によるbalanced ischemiaも左室心筋全体に広がる心内膜下虚血として診断できる。さらに，心筋パーフュージョ

ンMRIで用いられるガドリニウム（Gd）造影剤は，心筋SPECTの核医学製剤と比べて薬剤コストがかなり低いという利点もある。

負荷心筋パーフュージョン MRI検査の実施と 一般的な読影法

負荷心筋パーフュージョンMRIにおける薬物負荷は，SCMR標準化プロトコール[4]ではアデノシン$140\mu g/kg/min$を用いることが推奨されている。本邦では代替薬として，より安価なアデノシン三リン酸（ATP）$160\mu g/kg/min$が使用されることが多い。ただし，現時点においてはいずれも心臓MRIでの使用に対して保険適用外であるため，各施設において適正な条件の下，用いる必要がある。

負荷心筋パーフュージョンMRIでは，通常，視覚的評価により心筋虚血診断が行われる。負荷時および安静時心筋パーフュージョンMRI，遅延造影MRIの同一断面を並べて読影し，AHA17セグメントモデルに基づいて主要冠動脈領域別に評価する。冠動脈狭窄による心筋虚血は，安静時では異常はないが，負荷時に一過性の低信号を示す領域として見られる。心筋梗塞の領域も負荷心筋パーフュージョンMRIでは造影不良域として描出されるため，心筋虚血の評価を行う際には遅延造影MRIを参照し，梗塞のない心筋における虚血の有無を判断する。

心筋パーフュージョンMRIによる心筋血流定量解析の意義

CE-MARC studyのサブ解析結果では，冠動脈狭窄の診断能は，視覚評価ではAUC = 0.88，心筋パーフュージョンMRI定量解析ではAUC = 0.89とほぼ同等であることが示された[5]。つまり，冠動脈狭窄検出において，心筋血流定量評価は熟練者による視覚評価と同程度である。読影者のlearning curveによらず客観的に診断精度が担保される点で有用であると言える。

一方，近年，冠動脈狭窄の検出において，FFRとcoronary flow reserve（CFR）の間には乖離があることが広く知られるようになっている。この原因は，FFRとは冠動脈の狭窄の機能的重症度のみを対象とした手法であるが，CFRは末梢の微小循環の障害を含んだ評価が可能であるという点にある。負荷心筋パーフュージョンMRI定量解析から得られる領域ごとの心筋血流予備能（MPR）はCFRと同様の意義があり，有意な冠動脈狭窄のない患者においても微小循環の障害の程度を評価できる。Kotechaらの検討によると，ピクセルごとの負荷心筋血流定量マップを用いると，冠動脈多枝病変と微小循環障害を区別して診断が可能になるとしている[6]。AHAとACCによる「胸痛の評価と診断のガイドライン」では，微小循環障害が疑われる場合に，負荷心筋パーフュージョンMRIなどでMPRの定量評価を行うことがすでに推奨されている[1]。

また，冠動脈疾患の疑いがある患者に対して，負荷心筋パーフュージョンMRIにおける視覚的な虚血の程度を評価することにより予後を層別化できることが報告されている[7]。負荷心筋パーフュージョンMRIは，冠動脈狭窄の検出だけでなく，病状の重症度を示すマーカーとしても利用される。虚血領域の大きさは，視覚評価より心筋血流定量解析の方がより正確に評価できるという報告もあり[8]，心筋血流定量解析により予後層別化，つまり虚血の重症度の評価がより正確にできるようになる可能性が示唆されている。

REVORASを用いた心筋パーフュージョンMRIの心筋血流定量解析

心筋パーフュージョンMRIで心筋血流量（myocardial blood flow：MBF）の定量評価を行うには，心筋血流トレーサーとしてのGd造影剤の左室血液プールおよび心筋における濃度変化の情報が必要である。そのためには，T1強調シーケンスを用いて左室血液プールの時間信号曲線（arterial input function：AIF）と心筋の時間信号曲線（myocardial output function）が利用される。しかし，左室血液プールの信号強度はGd造影剤濃度が低い間は造影剤濃度と比例するが，Gd造影剤濃度が高くなるとT1飽和の影響で比例関係が保たれなくなる。一方，心筋では，造影剤濃度と信号強度は比例関係が生理的な範囲では保たれる。そのため，左室血液プールの血液信号T1飽和を補正する必要がある。その方法として，①負荷時・安静時の心筋パーフュージョンMRIの撮像とは別に希釈したGd造影剤を投与して，その時間信号曲線の情報を利用してT1飽和の影響を補正するdual bolus法，②希釈した造影剤を用いることなく撮像シーケンスでこの問題を解決するdual sequence法が考案されているが，本邦ではdual bolus法に対応した市販ソフトウエアとしてREVORASが利用可能である。

REVORASには，われわれが藤田医科大学と共同で開発したアルゴリズムが実装されている。dual bolus法で補正したAIFとmyocardial output functionを用いて，パトラック解析によりK1（Gd造影剤の血管から間質への浸潤）を定量し，あらかじめ^{15}O-H$_2$O PETとの比較から定めたextraction fraction（Gd造影剤の心筋抽出率）でK1を除することでMBFを定量化する。われわれが用いている負荷心筋パーフュージョンMRIを含む包括的心臓MRIプロトコールは，①シネMRI，②飽和補正用のGd造影剤1/10希釈検査（0.003 mmol/kg），③通常量（0.03 mmol/kg）の造影剤を用いた負荷時心筋パーフュージョン

MRI，④安静時心筋パーフュージョンMRI，⑤遅延造影MRI，⑥冠動脈MRA，であり，およそ50分程度の検査時間である。

REVORASによる心筋パーフュージョンMRIの定量解析の実際

REVORASでの定量解析では，希釈検査画像と安静時，負荷時の心筋パーフュージョンMR画像を読み込むと，20秒程度で自動的に安静時，負荷時の内膜縁と外膜縁がトレースされる。トレースの精度は高く，各フェーズを確認すると高い追従性を有していることがわかる。必要に応じて手動で内外膜縁を修正する。次いで，希釈検査画像で左室血液プールにROIを指定し，飽和補正に利用する時間信号曲線を取得する。ここで，解析ボタンをクリックすると，短時間で心筋血流解析の結果が16セグメントモデルに対応したポーラーマップ表示で安静時，負荷時のMBFおよびMPRが表示される。また，心筋セグメントごとの時間信号曲線も同時に表示される。解析結果は心筋全層だけでなく，心筋を内膜側，外膜側に分割したデータも切り替えて表示することができる（図1，2）。

当院で以前にダイナミック造影CTのデータから左室血液プールのGd造影剤濃度のピークを検討したところ，0.1 mmol/kgのGd造影剤を4 mL/sで投与した場合の左室のピーク濃度は6.9±2.7 mMであった[6]。この結果から，Gd造影剤（0.03 mmol/kg）をボーラス注入した時の左室のピーク濃度は平均して2.1 mMと推定される。この時，Gd造影剤のsaturation factorは1.67となる。これを固定値として解析した場合（single bolus法）と，希釈検査のデータを用いて患者ごとにsaturation factorを算出して計算するdual bolus法の解析結果を比較したところ，多少のバラツキはあるものの，dual bolus法とsingle bolus法で大きな差はなく，single bolus法でもdual bolus法と同等の定量性を持った解析が可能と推測される（図3）。REVORASでは，ワンクリックでdual

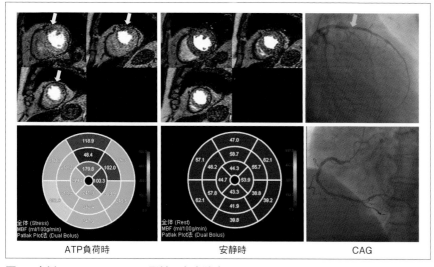

図1　症例1：LAD#7にFFR陽性の有意狭窄
　　60歳代，男性。高血圧，糖尿病，肥満，慢性腎臓病あり。LAD#6-7にPCI後のfollow up。負荷時心筋パーフュージョンで基部から心尖部の前壁に虚血を認める（⬇）。定量解析結果では，同領域に負荷時の血流低下が明瞭に描出されている。LADに有意狭窄が存在することが強く示唆される。CAGでは#7にFFR陽性の有意狭窄が認められた（⬇）。

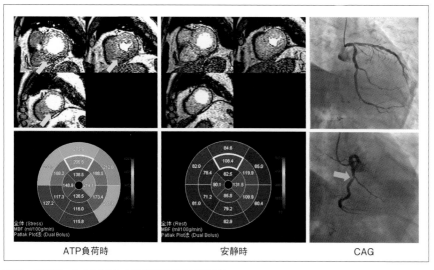

図2　症例2：RCA#2にFFR陽性の有意狭窄
　　70歳代，男性。高血圧，糖尿病，脂質異常症あり。硝酸薬で改善する胸痛で精査。負荷時心筋パーフュージョンで基部から心尖部の下壁に虚血を認め（⬆），RCAの狭窄が示唆されるが，本症例では視覚評価による判定はやや難しく経験を要する。定量解析結果では，同領域に負荷時の血流低下が明瞭に描出される。定量的に結果が示されることで，経験の少ない医師でも虚血の存在を容易に指摘できるだろう。本例は，CAGでは#2にFFR陽性の有意狭窄が認められた（➡）。

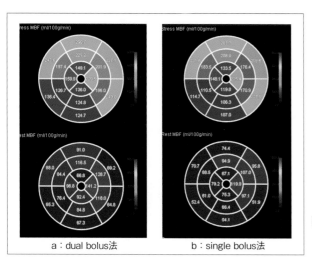

a：dual bolus法　　　b：single bolus法

図3　dual bolus法（a）と single bolus法（b）の心筋血流解析結果

bolus法とsingle bolus法による解析結果を切り替え表示ができる。

◎

　負荷心筋パーフュージョンMRIを行う意義と定量解析の必要性，ザイオソフト社製ワークステーションREVORASによる負荷心筋パーフュージョンMRI定量解析の使用経験について解説した。負荷心筋パーフュージョンMRIは，有意冠動脈狭窄の検出および治療方針決定，患者の予後層別化に優れた方法であり，心筋血流定量評価を行うことにより，負荷心筋パーフュージョンMRIで読影のハードルが下がり，より正確な心筋虚血評価が可能になると期待される。

●参考文献
1）Writing Committee Members, et al. : 2021 AHA/ACC/ASE/CHEST/SAEM/SCCT/SCMR Guideline for the Evaluation and Diagnosis of Chest Pain : A Report of the American College of Cardiology/American Heart Association Joint Committee on Clinical Practice Guidelines. *J. Am. Coll. Cardiol.*, 78（22）: e187-e285, 2021.
2）Nakano, S., et al. : JCS 2022 Guideline Focused Update on Diagnosis and Treatment in Patients With Stable Coronary Artery Disease. *Circ. J.*, 86（5）: 882-915, 2022.
3）Nagel, E., et al. : Magnetic Resonance Perfusion or Fractional Flow Reserve in Coronary Disease. *N. Engl. J. Med.*, 380（25）: 2418-2428, 2019.
4）Kramer, C.M., et al. : Standardized cardiovascular magnetic resonance imaging（CMR）protocols : 2020 update. *J. Cardiovasc. Magn. Reson.*, 22（1）: 17, 2020.
5）Biglands, J.D., et al. : Quantitative Myocardial Perfusion Imaging Versus Visual Analysis in Diagnosing Myocardial Ischemia : A CE-MARC Substudy. *JACC Cardiovasc. Imaging*, 11（5）: 711-718, 2018.
6）Kotecha, T., et al. : Automated Pixel-Wise Quantitative Myocardial Perfusion Mapping by CMR to Detect Obstructive Coronary Artery Disease and Coronary Microvascular Dysfunction : Validation Against Invasive Coronary Physiology. *JACC Cardiovasc. Imaging*, 12（10）: 1958-1969, 2019.
7）Kwong, R.Y., et al. : Cardiac Magnetic Resonance Stress Perfusion Imaging for Evaluation of Patients With Chest Pain. *J. Am. Coll. Cardiol.*, 74（14）: 1741-1755, 2019.
8）Kotecha, T., et al. : Assessment of Multivessel Coronary Artery Disease Using Cardiovascular Magnetic Resonance Pixelwise Quantitative Perfusion Mapping. *JACC Cardiovasc. Imaging*, 13（12）: 2546-2557, 2020.

2. ITの技術革新がもたらす循環器画像診断のCutting edge

3）循環器領域における「IntelliSpace Cardiovascular」使用経験

宮﨑彩記子　順天堂大学医学部附属順天堂医院循環器内科

日常の医療の現場では，さまざまな情報を共有・活用することによって，診断・治療を行っている。その中でも画像情報を扱うPACSは，近年のIT技術の進歩により，高速かつ扱いやすい環境が整いつつある。

循環器領域に目を向けると，単純X線検査，CT，MRI，血管造影検査，心臓超音波などの画像データはもとより，心電図や脈波検査などの生理検査，検体検査データなどの情報を複合的に扱いながら診断を行う必要がある。限られた時間の中で，多くの情報を統合し診療を進めるには，それぞれの情報を集約的に取り扱うことのできるシステムの活用が必須である。そこで当院では，循環器領域にフォーカスした画像情報管理システムであるフィリップス社製「IntelliSpace Cardiovascular (ISCV)」を導入した。本稿では，循環器部門システムの強化支援，さらには部門システムを超えて院内で画像共有できるISCVの使用経験に関して紹介する。

順天堂医院の紹介

「順天堂」は，西洋医学を採り入れた医学塾として1838（天保9）年に開設され，教育機関を併設した医療機関として国内で最も長い歴史を持つ。現在の順天堂大学医学部附属順天堂医院は1051床を有し，外来患者数は1日平均3500人に上り，特定機能病院としても承認されている。循環器内科では，冠動脈インターベンションを年間451例実施，大動脈弁狭窄症に対する経カテーテル的大動脈弁置換術（TAVI）は年間117例行っている（2021年データ）。そのほかにも，僧帽弁閉鎖不全症に対する経皮的僧帽弁接合不全修復術（アボット社製「MitraClipシステム」）や，心房中隔欠損症や卵円孔開存の経カテーテル閉鎖術，左心耳閉鎖術も積極的に実施している。これらの構造的心疾患のカテーテル治療を安全に実施するには，複数の画像診断モダリティを用いた術前評価が必須である。また，心血管カテーテルグループのみならず，不整脈グループ，心不全グループ，心血管画像グループ，心エコーグループ，心臓リハビリテーショングループ，肺高血圧グループが最先端の医療を提供している。さらに，低侵襲手術や高難度手術に積極的に取り組む心臓血管外科とのスムーズな連携も順天堂ハートチームの特徴である。

ISCVとは

ISCVで使用される主な情報を挙げると，画像関連では単純X線検査，CT，MRI，血管造影検査，そして各種エコー検査であるが，これらはDICOM情報として扱うことができる。非DICOM情報としては，心電図，所見レポートなどが挙げられる。また，循環器領域での特徴として，過去の病歴や検査所見などを参照する必要があるため，経時的な情報管理が重要となる。

このような循環器で扱う情報の特殊性を考慮し，ISCVでは下記の2種類のユーザーインターフェイス機能が搭載されている。

① User Centric Interface：患者リストで構成されるインターフェイスで，データベースなどから患者検索を行う。検索を行う際のワークリストはカスタマイズ可能なため，少ない操作で検索作業を行うことができる。

② Patient Centric Interface：「患者」にフォーカスしたインターフェイスであり，ISCVのコンセプトを最も反映している。画面は，患者のすべての情報を時系列で確認することができる「タイムライン」（図1），画像参照用ビューワで構成されている。

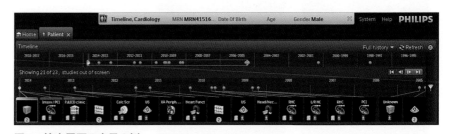

図1　検査履歴の表示の例
単純X線検査，CT，MRI，血管造影検査，エコーなどの検査データが時系列で表示が可能である。

〈0913-8919/23/¥300/論文/JCOPY〉

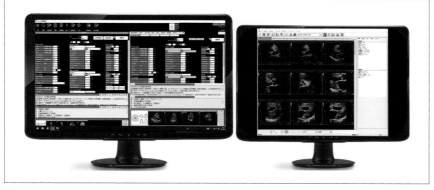

図2 iReport
当院ではモニタを2台使用し，右側のモニタで動画を確認しながら，左側のモニタでレポートを作成している。前回のレポートを参照しながらレポート作成が可能である。

シームレスな連携

1. タイムライン

循環器領域の患者の多くは長期にわたりフォローするため，比較的長い期間のデータ参照が必要になることが多い。また，扱うデータも多様であるため，時系列上の情報量は多くなる。タイムライン（図1）は，データを統合することを目的として，時系列で検査・診断結果およびレポートを把握することに重きを置いてデザインされている。個々のモダリティの検査画像や生理検査のデータなどの情報は，わかりやすいアイコン形式にすることで，多くの情報を1つのライン上に表示することが可能である。

アイコンをクリックすることで，タイムライン表示下のビューワに画像や検査データなどの情報を表示できる。また，アイコンを表示する期間はスライドバーで調整可能であるため，年から日の単位まで表示を変更することができる。

さらに，表示する情報をフィルタリングする機能も搭載しているため，同一検査での経時的な比較が容易である。

このタイムライン機能により，診断に必要な患者の検査データを迅速に確認することが可能である。

2. PACSや生理検査システムとの連携

CTやMRIなどの画像データは，通常，放射線科のサーバに保存されている。循環器専用システムでこれらのデータが

必要な場合，これまでは放射線科PACSと循環器専用システムの両方にデータ保存が必要となっていた。しかし，データが重複して保存されているため，近年の循環器領域のCT，MRIの画像データ量を考慮すると，データ管理の面やコスト面でもスマートな運用とは言えない。この点，ISCV上にデータがない場合でも，インテグレーションされた放射線科PACSを呼び出せるため，重複して画像保存を行う必要はない。また，インテグレーションをしているため，使い慣れた既存PACSのインターフェイスを使用できるメリットがあり，当院ではISCVから放射線科PACSおよび生理検査システムを呼び出す連携をしている。

3. レポートシステムとの連携

フィリップス社製のレポートシステム「INGENT Report（iReport）」は，循環器診断・治療で必要とする画像データはもちろん，生理検査データ，検体検査データなどの所見レポートを統合するシステムである（図2）。このシステムは，国内の医療従事者の意見を反映させてシステム開発されており，超音波診断装置上で計測したDICOMストラクチャードレポートの自動取り込みはもちろん，ISCV上で再計測した値も取り込み可能である。また，取り込んだ値が基準値外（異常値）だった際には，数値を赤く表示することが可能なため，診断に役立っている。

ほかにも，関連部門とのコミュニケーション機能や，蓄積されたレポートシステムから必要とする所見データを取得可

能なデータマイニング機能などが搭載されており，診断から教育・研究まで完結するシステムである。

4. 解析機能との連携

ISCVは，タイムライン上の各モダリティのアイコンまたはワークリスト画面より，エコービューワやマルチモダリティビューワを起動することができる。エコービューワにおいては，フィリップス社製の超音波診断装置の画像に適用可能な解析ソフトウエア「QLAB Cardiac Analysis（QLAB）」の使用はもちろん，2017年にフィリップス社が買収したTomTec社の「TOMTEC-ARENA」も使用可能であり，多くのメーカーの超音波診断装置の画像解析が可能である。また，当院では血管撮影領域にISCVを使用していないが，冠動脈解析や左心室解析のプラグインも利用可能である。このように，各画像解析に必要とするさまざまなベンダーの解析機能がシームレスに利用可能である。

5. 運用環境

当院では，2014年に「Xcelera」（ISCVの先代製品）を導入し，2020年にISCVへ更新した。現在では，超音波診断装置21台（心エコー室，小児科検査室，CCU，病棟，手術室，外来）をISCVに接続して運用している。

6. ISCV導入前と導入後の運用フロー

Xceleraを導入する前は，心血管エコー画像はDVDに保存し，レポートは

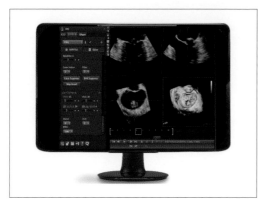

図3 ISCV上での3D画像の解析 (QLAB-3DQ)
超音波診断装置から離れても快適に解析可能である。

紙の報告用紙に手書きで記入していたため，1人の検査技師が実施できる検査件数は限られていた。また，研究目的で検査データを収集する際も，紙のレポートからスプレッドシートに一つずつ転記する必要があり，データベース研究を行うハードルがかなり高かった。Xceleraの導入により，心血管エコー動画の保存，参照やレポート作成は大幅に効率化され，データベース作成も容易になったが，単純X線検査，CT，MRIは放射線科PACSを参照し，心電図などは生理検査システムで参照をしている状態であり，診療に必要な検査情報収集には依然として時間がかかっていた。

2020年にISCV導入後は，ISCVの端末上で放射線科PACSおよび生理検査システムを呼び出すことが可能になり，診療の効率が大きく改善された。

7. 当院での使用経験

当院の心エコー室では，通常の経胸壁心エコー検査のみならず，臥位エルゴメータを用いた運動負荷心エコー，薬物負荷エコー，経食道心エコー，頸動脈エコー，下肢静脈エコー（静脈瘤評価および深部静脈血栓症評価），腎動脈エコー，下肢動脈エコーなど，さまざまな検査を請け負っている。検査種別ごとに測定，報告すべき検査項目は異なるため，レポート形式のカスタマイズが必須となる。ISCVの導入に当たり，各ガイドラインを参照しながら，レポート作成に必要な検査項目を漏らさずに表示し，かつ見やすいレイアウトに仕上げるため，くり返し微調整を行った。また，運用後に発生したレポート表示項目の変更・追加なども都度修正を加え，継続的にブラッシュアップを行うことが可能である点が，ユーザーとして大変助かっている。また，当院は総合病院であるため，循環器疾患のみならず，悪性腫瘍患者に対する心血管エコー依頼も多く，エコー検査前に悪性腫瘍の部位や広がりを，ISCVを通じて速やかに確認できることも，忙しい検査・診療の中で非常に役立っている。

当院の心臓血管外科と循環器内科では，多数の構造的心疾患の低侵襲手術および経カテーテル的治療を行っており，術前の経食道超音波検査で得られた3D MPR画像の解析を行う必要がある。ISCV上でQLABの3D画像解析ソフトウエア「QLAB-3DQ」を立ち上げ，PCのマウスを用いてMPR画像をさまざまな断面から切り出し，僧帽弁や左心耳など複雑な構造物の計測を行っている（図3）。また，心筋症やがん治療関連心機能障害の評価に2Dスペックルトラッキング法を用いたglobal longitudinal strain（GLS）の測定が求められることも多いが，ISCVからTomTec社のストレイン解析ソフトウエアを立ち上げ，短時間でGLSを算出することが可能となり，心エコー領域の新しいニーズにも対応可能となった。

◎

今日の循環器疾患の診断・治療には，マルチモダリティを用いて多面的に評価することが求められる。多様な画像検査，生理機能検査の情報を統合して効率的に診療を行うには，扱いやすい画像情報管理システムが必須となる。当院ではISCVを導入することで，時系列的に心血管エコー検査結果を俯瞰し，心電図や放射線科PACSにもスムーズにアクセスすることが可能となり，多忙な業務の効率化が進んだ。画像情報管理システムは，一度導入したら完了ではなく，日々進化する診断技術やガイドラインの改訂に対応できる柔軟性が求められる。この点でも，ISCVの導入によって得られるメリットは大きく，さらなる進化にも期待している。

2. ITの技術革新がもたらす循環器画像診断のCutting edge

4）心臓CTガイドPCI
——ワークステーションを活用した経皮的冠動脈インターベンションの治療戦略構築

貞松 研二 大牟田市立病院心臓血管内科

心臓CTによる冠動脈疾患評価は，100％に近い陰性適中率と，心臓カテーテル検査と比べた低侵襲性により広く浸透してきている。冠動脈プラークの同定により，投薬適正化，予後改善につながることが期待できることもあってか，心臓CTは2019年のヨーロッパ心臓病学会ガイドラインで安定冠動脈疾患患者に対する検査のファーストラインに挙げられ注目を浴びた[1]。本邦のガイドラインにおいても，2022年のアップデートにおいて，中等度以上の検査前確率がある場合の画像検査の第一選択となった[2]。

診断ツールとして確立してきている心臓CTであるが，本稿においては，経皮的冠動脈インターベンション（PCI）における心臓CTの活用について紹介する。

診断のための心臓CT画像

心臓CT検査によりPCIに有用な多くの情報を得ることが可能であるが，実臨床において，それが十分に活用されているとは言い難い。ほとんどの施設では，心臓CTは診療放射線技師により再構成された画像を診断に利用している。通常は，ボリュームレンダリング，angio-MIP，curved MPR，straightened vessel view，lumen viewなどにより構成される。それぞれに特長があり，診断に有用な再構成法であるのだが，PCI術者にとって治療に使いやすい画像とは言えないのが活用されていない一つの理由である。

Slab MIP

slab MIPは，thin-slab MIP，sliding MIPなどとも呼ばれるが，通常5mmの厚さで冠動脈を切り出して観察する方法である[3]。これにより，対象とする冠動脈病変を通常の冠動脈造影と同様に観察することができる。大きな違いは，血管造影では得られないプラーク情報が得られることである。しかも，任意の投射角度での観察が可能であるため，病変の短縮や，ほかの枝との重なりを避けて観察することが可能である。PCIでは冠動脈造影に加えて，血管内超音波（IVUS）もしくは光干渉断層法（OCT）を使用するが，同様の画像を，slab MIPでは観察画像の短軸像を同時に表

示することにより容易に得ることができる。通常の心臓CTで作成される短軸像と同様ではあるが，観察部位の同定が容易であることと，任意の部位・角度での観察ができることが大きな長所である。

●症例提示

70歳代，男性の左冠動脈前下行枝病変に対するPCIの症例を提示する。冠動脈造影（図1）では，造影遅延を伴う高度狭窄を含む前下行枝近位部から第二対角枝分岐部までのびまん性病変を認めた。第一対角枝分岐部が明瞭に分離描出されていないこともあり，治療範囲をどこからどこまでにするか，回旋枝，第一対角枝，第二対角枝の処理をどうするかが，手技の複雑さや使用デバイスの選択にも影響する重要なポイントであった。

心臓CT slab MIP画像（図2）にて回旋枝，第一対角枝分岐部の画像を再構成すると，プラークは左主幹部から連続していた。分枝の入口部に高度狭窄は認めなかったが，第一対角枝分岐部の対側には石灰化を伴ったプラークを認め，閉塞リスクは低くないと予測できた。また，第二対角枝分岐部についても，分岐部末梢までの病変で分岐直前と対側に石灰化を含むプラークを認め，閉塞リスクがあると予測した。病変長は64.5mmで，末梢の血管内腔は約2mmであった。

よって，術前に立てた治療戦略としては，まず2.5mm径バルーンでの拡張から始めることとした。造影遅延を伴う

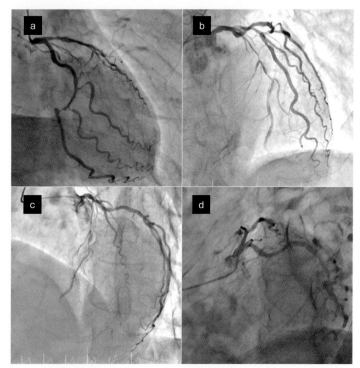

図1 左冠動脈造影
RAO-caudal view（a）：前下行枝近位部からの病変。回旋枝末梢にも病変を認めた。
cranial view（b）and LAO-cranial view（c）：前下行枝のびまん性病変で造影遅延を認めた。
spider view（d）：前下行枝入口部から第一対角枝分岐部に高度狭窄は認めなかった。

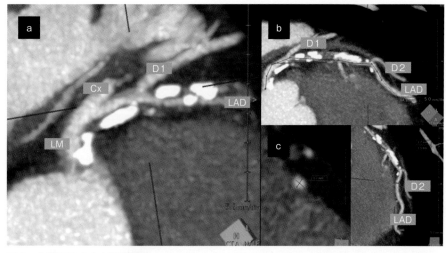

図2 心臓CT slab MIP画像
a：左冠動脈主幹部（LM）から前下行枝（LAD）に石灰化を含むびまん性病変を認めた。回旋枝（Cx）入口部には病変はないが、第一対角枝（D1）分岐部の対側、分岐直後同側には石灰化を含むプラークを認めた。
b：病変はLMから第二対角枝（D2）分岐部末梢まで、病変長は64.5mmであった。
c：病変末梢部の血管内腔径は1.7mm×1.9mmであった。

IVUSにて末梢側は比較的良好な開大が得られていたため、薬剤溶出ステント3.0mm×48mmを留置した。近位側は第一対角枝を2.5mm径バルーンで保護し、薬剤溶出ステント3.5mm×23mmを留置した。ステントバルーンと2.5mm径バルーンで主幹部分岐を同時拡張した。予定どおりに手技を遂行し、終了することができた。

心臓CTによる術前プランニング

個々の判断やストラテジーについては術者により異論があるであろうが、大切なのはPCI術者自身でワークステーションを操作し、slab MIPを使用してCT情報を最大限に活用することで、術前に詳細な治療戦略を構築できることである。術中にIVUSやOCTを実施して詳細な戦略構築を行うのが通常であるが、事前に好きな時に時間をかけて検討・熟慮できることは、大きなアドバンテージである。特に、IVUSやOCTが通過しない病変において、その差は大きい。また、比較的シンプルな病変であれば、IVUSやOCTを使用せずに完遂できることも少なくない。

複雑病変における心臓CT

心臓CTの有用性は、複雑な病変でより大きい。慢性完全閉塞病変は、複雑病変の最たるものであるが、心臓CTガイドの有効性を検討したランダム化比較試験で、心臓CTガイドにより成功率が上昇することが示されている[4]。懸念される造影剤使用量は、CT検査にも使用するためCTガイド群で多かったが、合計実効線量には有意差がなく、手技合併症である冠動脈穿孔は少ない傾向にあった[5),6]。すばらしい結果であるが、本研究でも心臓CT情報は十分に活用されているとは言えず、slab MIPを活用することでさらなるメリットが期待できる。このような有用性は、石灰化病変や分岐部病変などでも同様であり、詳細については別稿を参照いただきたい[7]。また、前述したように、比較的シンプルな病変でも、心臓CTは事前の十分なプ

高度狭窄病変であったので、バルーニングにより末梢血管径は増大する可能性があり、また、バルーニングに対する反応が良ければ第二対角枝の閉塞リスクは低減できるため、末梢病変については拡張後のIVUSを見てステント留置することとした。近位部病変については、第一対角枝をmodified jailed balloon

techniqueにて保護して、左冠動脈入口部よりステント留置し、回旋枝とのkissing balloon inflationにて終了する予定とした。

実際の手技（図3）では、ワイヤ通過に難渋し、なんとかクロスしたが、IVUSは通過しなかった。CTでの事前のプランに沿って2.5mm径バルーンで拡張し、

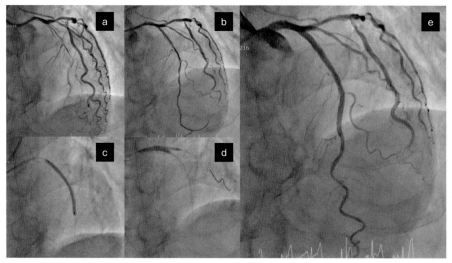

図3 経皮的冠動脈インターベンション
　a：左冠動脈前下行枝に造影遅延を伴うびまん性病変を認めた。
　b：ガイドワイヤをクロスし，2.5mm径バルーンで拡張することで造影遅延は消失した。
　c：末梢側に対して薬剤溶出ステント3.0mm×48mmを留置した。
　d：近位側は jailed balloon technique で薬剤溶出ステント3.5mm×23mmを留置した。
　e：kissing balloon inflation を行い終了した。

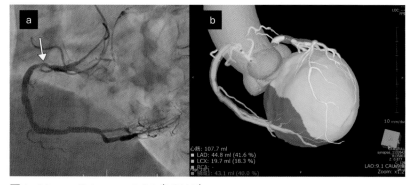

図4　Myocardial mass at risk（MMAR）
　80歳代，男性。右冠動脈造影（a）にて近位部に高度狭窄病変（⇓）を認めた。同病変の
　MMAR（b 紫色）は43.1mL（40.0％）であり，左冠動脈前下行枝の灌流範囲（b 緑色，
　44.8mL，41.6％）に匹敵する心筋量であった。

ランニングによりIVUSやOCTをスキップできるなど，その有用性は失われない。

MMAR

　PCIを行うに当たっては，その適応決定も非常に重要である。安定冠動脈疾患に対する冠血行再建の適応については，広範囲の心筋虚血がその一つとされ，左心室の10％というカットオフ値がガイドラインにおいても提唱されている。心筋シンチグラフィを使用した観察研究からの推奨項目であるが，日常臨床でこれを測定している症例は限られている。一方，筆者の施設のワークステーション（SYNAPSE VINCENT：富士フイルム社製）では，心臓CT画像から治療対象病変の灌流心筋量（myocardial mass at risk：MMAR）を数クリックで自動的に算出することが可能である（**図4**）。MMARと心筋虚血量は，同義ではないものの類似した概念であり，PCI治療予定病変のMMARはPCI適応決定の大きな一助となると考える。

　また，広くPCI適応決定に使用されている部分的心筋血流予備量比（fractional flow reserve：FFR）についても，MMARと相関することが知られており，定量的冠動脈造影の結果とMMARを組み合わせることでFFRを推測することも可能である。FFRは臨床上有用な指標だが，侵襲性もあり，すべての中等度狭窄病変に行うことは現実的ではないため，筆者はMMAR/MLD（= minimal lumen diameter）をPCI適応やFFR測定の判断に役立てている[8]。

　　　◎

　心臓CTのPCIへの活用について，第35回日本心血管インターベンション治療学会九州沖縄地方会での教育セッション講演を中心に概説した。ワークステーションを操作すると言うと，少し敷居が高く感じた読者もいるかもしれないが，簡単に操作できるよう作られており習得は容易であるので，気軽に始めていただきたい。また，slab MIPを使用した心臓CTガイドPCIに興味を持っていただいた方は，インターベンショナリストのための心臓CT研究会へのご参加，同会が著している『インターベンショナリストのための心臓CT活用ハンドブック』もご参照いただければ幸いである[9]。

●参考文献
1) Knuuti, J., Wijns, W., Saraste, A., et al. : ESC Scientific Document Group. 2019 ESC Guidelines for the diagnosis and management of chronic coronary syndromes. *Eur. Heart J.*, 41（3）: 407-477, 2020.
2) 日本循環器学会, 他 : 2022年JCSガイドラインフォーカスアップデート版 安定冠動脈疾患の診断と治療.
https://www.j-circ.or.jp/cms/wp-content/uploads/2022/03/JCS2022_Nakano.pdf
3) Choi, J.W., Seo, J.B., Do, K.H., et al. : Comparison of transaxial source images and 3-plane, thin-slab maximal intensity projection images for the diagnosis of coronary artery stenosis with using ECG-gated cardiac CT. *Korean J. Radiol.*, 7（1）: 20-27, 2006.
4) Hong, S.J., Kim, B.K., Cho, I., et al. : Effect of Coronary CTA on Chronic Total Occlusion Percutaneous Coronary Intervention : A Randomized Trial. *JACC Cardiovasc. Imaging*, 14（10）: 1993-2004, 2021.
5) Sadamatsu, K., Okutsu, M. : Cardiac Computed Tomography for Success in Percutaneous Coronary Intervention for Chronic Total Occlusion. *JACC Cardiovasc. Imaging*, 15（1）: 172, 2022.
6) Hong, S.J., Kim, B.K., Jang, Y. ; The Authors Reply. *JACC Cardiovasc. Imaging*, 15（1）: 172-173, 2022.
7) Sadamatsu, K., Okutsu, M., Sumitsuji, S., et al. : Practical utilization of cardiac computed tomography for the success in complex coronary intervention. *Cardiovasc. Interv. Ther.*, 36（2）: 178-189, 2021.
8) Sadamatsu, K., Nagaoka, K., Koga, Y., et al. : The Functional Severity Assessment of Coronary Stenosis Using Coronary Computed Tomography Angiography-Based Myocardial Mass at Risk and Minimal Lumen Diameter. *Cardiovasc. Ther.*, 2020 : 6716130, 2020.
9) インターベンショナリストのための心臓CT研究会（CCTI）: 症例から学ぶ インターベンショナリストのための心臓CT活用ハンドブック. メディカ出版, 大阪, 2013.

2. ITの技術革新がもたらす循環器画像診断のCutting edge

5）「AI-Rad Companion」を用いた冠動脈石灰化スクリーニング

山岡 利成 京都桂病院放射線診断科

「AI-Rad Companion（AIRC）」は，シーメンス社が提供する画像解析サービスで，胸部単純CT画像をクラウドサーバ上の人工知能で解析してくれる。冠動脈の石灰化（coronary artery calcification：CAC）体積の自動計測に加え，胸部大動脈の抽出と9か所の径計測，胸椎の抽出と椎体高・骨濃度計測，肺野濃度計測（気腫とすりガラス濃度の定量），肺結節抽出と体積・最大径計測が可能である。本稿では，AIRCが冠動脈疾患の診療に与えうる影響と今後の課題について述べる。

安定冠動脈疾患とCAC[1]

冠動脈疾患（coronary artery disease：CAD）は依然として高い罹患率を示し，重要な死因の一つである。CADは急性冠症候群と安定CADに分類されるが，安定CADの治療戦略としての血行再建術については，専門家の間で20年を超える議論が続いている。

2020年に発表されたInitial Invasive or Conservative Strategy for Stable Coronary Disease（ISCHEMIA）試験では，安定CAD患者に対する至適内科治療（optimal medical therapy：OMT，具体的には生活習慣の是正を含む薬物療法）の徹底が，冠動脈イベントの発症予防や患者報告アウトカム改善に有効であることが示された。

安定CADに対しては，検査前確率・臨床的尤度を考慮し，検査の選択が行われる。心電図同期CTによるCACスコア（Agatston score：AS）は，低リスクと想定される患者を対象に施行されるが，石灰化の強いCAD患者においても重要な診断的・予後予測的情報を提供できるとも報告されている。

AS 0の患者では閉塞性CADを示すことはまれであり，AS 0でないグループと比較して良好な予後を示すと報告されている。検査前確率が低～中等度リスクの有症状患者において，AS 0という所見をもってイベント発症リスクがきわめて低いと予測する「de-risking」が可能，とする報告も増加している。

このように，安定CAD患者でCAC体積計測を行うことは，臨床的意義があると考えられる。AS計測のためだけにわざわざCTを追加撮影するのではなく，人工知能を活用し，手元にある（可能性の高い）胸部単純CTを活用できれば，医療被ばくの低減や医療情報の有効活用も期待され，CAD診療の流れを変化させる可能性があると考えられる。

AIRCの技術的側面と解析結果の表示

AIRCは，2層の畳み込みニューラルネットワーク（convolutional neural network：CNN）で構成されている（図1）。1層目のCNNにより特徴量抽出が行われ，候補となる石灰化が抽出される。2層目のCNNで抽出された石灰化の分類が行われる。自動計測されるため，解析過程はあくまでブラックボックスであるが，解析結果にはCAC体積の総和と，それに基づくリスク層別化が表示される（図2）。

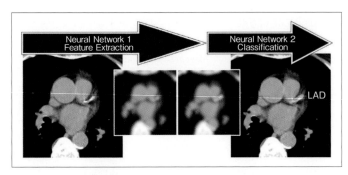

図1 AIRCの2層の畳み込みニューラルネットワーク
1層目で特徴量の抽出が行われ，2層目で描出された石灰化の分類が行われる。

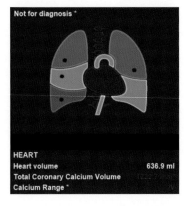

図2 AIRCの解析結果
CAC体積の総和を算出し，それに基づく層別化が行われている。層別化の閾値は施設ごとに変更することができる。

〈0913-8919/23/￥300/論文/JCOPY〉

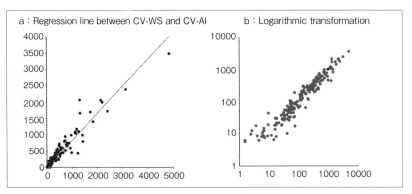

図3　人工知能再構成による軟部関数の MTF（—・—・—）と，逐次近似再構成による肺野関数の MTF（……），逐次近似再構成の軟部関数の MTF（—）
逐次近似再構成による肺野関数のMTFは1を上回る部分があり，overshoot（ノイズの原因）が見られる。人工知能再構成による軟部関数のMTFは，いずれも逐次近似再構成の軟部関数よりグラフの右方遷移（空間分解能向上）が認められる。

図4　CV-WS と CV-AI 計測結果の比較
良好な相関が見られる。
（Watanabe, S., Yamaoka, T., Kurihara, K,. et al. : Volumetric Analysis of Coronary Calcification on Non-Electrocardiogram-Gated Chest Computed Tomography Using Commercially Available Deep-Learning Artificial Intelligence. *J. Coronary Artery Disease*, 28（3）: 47-53, 2022. より引用転載）

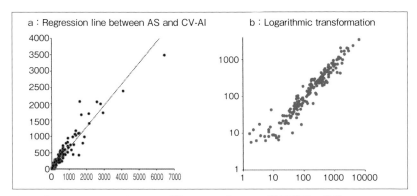

図5　商用ワークステーションで計算した AS と CV-AI 計測結果の比較
ASは lesion score による重み付けがなされているが，CV-AIはASとも良好な相関が見られる。
（Watanabe, S., Yamaoka, T., Kurihara, K,. et al. : Volumetric Analysis of Coronary Calcification on Non-Electrocardiogram-Gated Chest Computed Tomography Using Commercially Available Deep-Learning Artificial Intelligence. *J. Coronary Artery Disease*, 28（3）: 47-53, 2022. より引用転載）

解析可能な画像の条件[2]

1. スライス厚

　細部の診断には，画素は細かいことが有利に働く。しかしながら，解析する画素が細かくなると，画像が内包するノイズは増加する。また，画素数に比例して解析時間は増加する。AIRCのホワイト

ペーパーでは，スライス厚3mm以下であれば，後述の再構成関数にかかわらず解析可能とされている。

2. 再構成関数

　AIRCでの解析に用いる再構成関数については，軟部関数が推奨されている。冠動脈解析では，肺野関数で再構成された2～3mmスライス厚の画像にも対応している。ただし，肺野関数で再構成され

た2mm以下のスライス厚の画像は推奨されていない。これは，肺野関数がノイズの増加を犠牲にして空間分解能を優先しているため，薄いスライスではコントラスト・ノイズ比（contrast noise ratio：CNR）が低下するからと考えられる。

　CT装置メーカーによってはさまざまな軟部関数が用意されており，modulation transfer function（MTF：空間分解能を表す指標）とCNRが少しずつ異なっている。高いMTF，高いCNRを備えた再構成関数を選択することで，冠動脈の抽出精度向上が期待される。個人的にはCNRを優先して選択するのがよいと感じている。

　少し話が逸れるが，肺野（骨）関数はより高いMTFを実現するため，MTFのグラフ内にovershoot（ノイズの原因）が見られる。コンピュータを用いた画像解析を行う際に，このovershootが妨げとなることは重要なポイントである（図3）。

AIRC の診断精度[3]

　われわれは，ASの計測を目的に心電図同期撮影された315例で，商用ワークステーションを用いたCAC体積（CV-WS）計測結果とASについて，AIRCによるCAC体積（CV-AI）計測結果をそれぞれ比較した。

　CV-WSとCV-AIの計測結果は非常に良い相関を示しており，相関係数は0.964であった（図4）。ASは各石灰化病変において，それぞれの石灰化のCT値に基づくlesion score（1～4）を病変ごとに掛け合わせた後に総和を求めるため，CACの総和よりも大きな値を呈することとなる。にもかかわらず，CV-AIとASも相関係数0.960と良好な相関を示していた（図5）。同様の手法でAIRCを評価したvan Assenらの先行研究よりもわずかに良い成績が得られたのは，解析に用いた画像再構成法のMTFやCNRが優れていたからではないかと考えている。

　さて，商用ワークステーションによる計測結果が真の値であるとした場合，CACが増加するに従い，AIRCによる計測値は低くなる傾向にあった。これは，AIRCが心電図非同期のCTを基にCACを算出しているため，心拍動に伴

表1　AIRCのgradeⅢとⅣの閾値を350mm³と変更した際のASとの一致率

黄色：一致した評価，青色：過小評価，赤色：過大評価

ASの層別化とカスタマイズしたAIRCによる層別化のカテゴリーは，両者の一致率が84.8％であった（黄色セルの和／総数）。AIRCで石灰化がないと判定された症例（左列青色セル）は，解析結果として表示される3D画像や元画像を確認することで，石灰化ありの症例としてカテゴリー判定をⅠ*に変更することが可能である。AIRCの解析結果確認により，AIRCカテゴリー0・AS1〜10の判定となった12例は，正しくカテゴリー判定することが可能である。この場合，カテゴリーの一致率は88.6％に向上する。
（Watanabe, S., Yamaoka, T., Kurihara, K,. et al.：Volumetric Analysis of Coronary Calcification on Non-Electrocardiogram-Gated Chest Computed Tomography Using Commercially Available Deep-Learning Artificial Intelligence. *J. Coronary Artery Disease*, 28（3）：47-53, 2022. より引用転載）

		Revised Categorization by AI Rad Companion Chest CT					
		0	Ⅰ*	Ⅱ	Ⅲ	Ⅳ	total
Categorization by Agatston score	0〜1	101	0	0	0	0	101
	1〜10	12	9	6	0	0	27
	10〜100	3	5	59	3	0	70
	100〜400	2	0	5	49	1	57
	>400	0	0	0	11	49	60
	total	118	14	70	63	50	315

Ⅰ：1〜10，Ⅱ：10〜100，Ⅲ：100〜350，Ⅳ：>350

い，部分容積現象で対象となるべき石灰化病変のCT値が低下したり，形状が変化したりすることで，計測対象から除外されてしまうことが原因ではないかと推測される。日常臨床でAIRCの計測結果を用いて層別化を行う場合は，高石灰化群で若干過小評価されている可能性があることは念頭に置いておく必要があろう。

AIRCによる冠動脈リスク層別化の特徴

日常臨床で冠動脈リスクを層別化し，治療方針の決定に用いられることが多い指標はASである。そのため，AIRCの結果もASに合わせることで，臨床的運用が行いやすくなると考えられる。

AIRCによる冠動脈リスクの層別化は，CACの体積に基づいて行われている。デフォルトでは，0〜10mm³，10〜100mm³，100〜500mm³，500mm³〜となっている。上述のように，ASは石灰化体積に石灰化のCT値による重み付けがなされているため，AIRCの層別化をそのまま当てはめると高リスク群での層別化が若干過小評価気味になってしまう。われわれの施設では，0〜10mm³，10〜100mm³，100〜350mm³，350mm³〜とすることで，ASと85％程度の層別化一致率を得ることに成功した（表1）。どの程度デフォルトを変更すればよいかについては，使用装置・撮影条件ごとの検証が必要である。少なくと

も，デフォルトの500mm³は，ASを基準にして層別化するためには高めの設定であり，400mm³未満にする必要がある。

AIRCを有意義に使用する工夫

AIRCは有料サービスである。費用対効果を最大にし，その層別化効果の恩恵を得るためには，対象者の特定が重要である。つまり，CACを有する可能性が高い対象に優先してAIRCを適用することがカギである。具体的には，喫煙者，糖尿病患者，長期透析患者，肥満患者，高齢者などである。

安定CADの可能性がある症例を，通常の胸部CTから効率的に拾い上げ，リスク層別化することで，より早い段階からOMTをはじめとした適切な治療介入が実現する可能性がある。

読影の際にCACを見たら，AIRC解析を即座に追加できるような環境づくりも必要である。PACSに保存する画像をAIRC解析が可能な条件のものにしておくことで，raw dataが消去された後でも，必要に応じてAIRCが利用可能となる。AIRC用の1mmスライス厚画像をPACSに保存していれば，これを利用して読影時に自由にMPR画像を参照したり，追加撮影なく仮想気管支鏡画像を作成したりすることも可能である。

当院では，物理特性の評価と読影実験の結果からAIRC用の画像を肺野条件画像としても利用することとし，2021年

11月から肺野条件と縦隔条件の区別を撤廃した[4]。

AIRCの今後の課題

CAC定量にAIRCを利用する最大のメリットは，心電図非同期の非造影CTを対象としており，簡便に冠動脈疾患のリスクを層別化できる点である。ここで課題と感じられる点は，ASというすばらしい指標が，BMIやBrinkman indexに比べると人口に膾炙（かいしゃ）していないと感じられることである。せっかく冠動脈疾患のリスク層別化が可能となっても，マネージメントにつながらなければその意義は半減してしまう。循環器を専門としない医師や被検者に対する教育活動は重要であろう。

さらに，AIRCの適用が望ましい対象者を絞り込むに当たり，年齢，Brinkman indexやBMIなどのcut off値を明確にしていくことも，AIRCの効率的な活用のために重要な課題であると考えている。

◎

AIRCは，心電図非同期・非造影CTからCACの体積を計測し，冠動脈リスクの層別化を行うことのできる斬新なサービスである。効果的にAIRCを活用することで，冠動脈疾患の診療が充実することを期待している。冒頭に，安定CAD患者でのASの位置づけが十分定まっていないと述べたが，AIRCを利用してASを推測することができれば，日常臨床で撮影される大量の胸部CTを安定CADのマネージメントに活用することも可能になる。医療被ばくの低減も期待されるため，今後の普及に期待したい。

●参考文献
1) 日本循環器学会, 他：2022年JCS ガイドライン フォーカスアップデート版　安定冠動脈疾患の診断と治療．
https://www.j-circ.or.jp/cms/wp-content/uploads/2022/03/JCS2022_Nakano.pdf
2) Features, Data, and Algorithms：AI-Rad Companion Chest CT VA13. Siemens Health-care GmbH, Erlangen, 2021.
3) Watanabe, S., Yamaoka, T., Kurihara, K,. et al.：Volumetric Analysis of Coronary Calcification on Non-Electrocardiogram-Gated Chest Computed Tomography Using Commercially Available Deep-Learning Artificial Intelligence. *J. Coronary Artery Disease*, 28（3）：47-53, 2022.
4) 芝本晶平, 稲本直樹, 池　和秀：胸部CTにおけるDeep Learningを用いた縦隔・肺野再構成統一の試み．日本診療放射線技師会誌, 69（839）：1060, 2022.

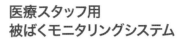
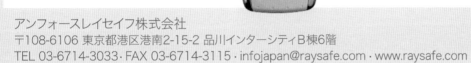

IV REPORT

インナビネット ➡ http://www.innervision.co.jp

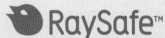

東海国立大学機構と富士通が「ヘルスケア」や「宇宙」での課題探索や技術開発に向けた包括協定を締結

国立大学法人東海国立大学機構と富士通（株）は，ヘルスケアと宇宙開発の領域での課題探索や技術開発などを中心に，SDGs・Society 5.0の実現に向けた包括協定を締結し，2023年2月24日（金）に締結式と記者会見を行った。対象分野として，ヘルスケア領域の「地域に密着した人を中心とする健康・医療エコシステムの形成」，宇宙領域では「宇宙活動における課題探索と技術開発」が挙げられている。

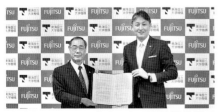

締結書を交わした東海国立大学機構機構長の松尾清一氏（左）と富士通執行役員SEVP JapanリージョンCEOの堤　浩幸氏（右）

東海国立大学機構は，名古屋大学と岐阜大学が法人統合して2020年4月に設立された。松尾清一機構長は，「東海国立大学機構は，"Make New Standards for The Public"をミッションとして，新しい時代の大学モデルをつくり，その成果を公共のために提供することを役割としている。今回の協定では，課題やテーマの探索を行いながら両者の連携を強化してより広範な活動を展開していきたい」と述べた。また，富士通の堤　浩幸執行役員SEVP JapanリージョンCEOは包括協定について，「東海国立大学機構の豊富な知見や経験と，富士通の最先端テクノロジーを融合させることで，社会実装を加速させることができると期待している」とコメントした。

ヘルスケア領域では，東海国立大学機構の健康医療ライフデザイン統合研究教育拠点（C-REX）を中核として，人を中心にした優れたライフデザイン研究，健康・医療に関するエビデンスを創出する力（人材・フィールド），東海圏の医療機関・自治体リレーションといった強みを生かして，地域に密着したウェルビーイング社会の創生をめざす。同拠点の水野正明拠点長は，「リアルワールドデータ（RWD）の活用をさらに推進するためには，健康医療データ基盤の強化が必要であり，富士通との連携に期待している」と述べた。

問い合わせ先

国立大学法人東海国立大学機構
名古屋大学研究協力部産学官連携課連携企画グループ
TEL 052-789-5545

富士通株式会社
富士通コンタクトライン（総合窓口）
TEL 0120-933-200
https://contactline.jp.fujitsu.com/customform/csque04802/873532/

ALL JAPAN RADIOLOGY

日本医学放射線学会，日本放射線科専門医会・医会，日本診療放射線技師会，日本放射線技術学会は，2020年にAll Japan Radiologyとしての話し合いの場となる放射線診療4団体連絡協議会を設けました。今春開催の第31回日本医学会総会2023東京では，4団体の協力の下，放射線診療に関する展示が予定されています。そこで，特別企画では4団体の代表に，より良い放射線診療に向けた活動についてご紹介いただきます。

特別企画　レントゲン博士没後100周年を迎えてのAll Japan Radiology

放射線診療体制の今日の動向を探る！

企画協力：**市田隆雄**　大阪公立大学医学部附属病院中央放射線部保健主幹兼技師長

特別企画　レントゲン博士没後100周年を迎えてのAll Japan Radiology

放射線診療体制の今日の動向を探る！

序　論：放射線診療4団体連絡協議会の概要

市田　隆雄　大阪公立大学医学部附属病院中央放射線部

　本邦での放射線の取り扱いは，世界の中でもとりわけ繊細さが求められる背景が存在する。2014年にイギリスのデータを用いて，本邦でのCT被ばく線量が多いことが報道機関を通じて問題視されていた。その翌年には，ドイツやフランスのデータでさほど違いがないことが公開されていても，報道機関で取り上げられることなく過ぎ去ったのは，本邦独自の風土が作用していることが否めない。こうした背景の中で最適な放射線診療を行っていくには，幅広い視点で国民，国政，社会に接して，よりわかりやすい情報発信を行っていくことが大切と思われる。

　さて，この放射線診療を提供しているのは放射線科医による診断と治療，その放射線科医の指示の下での診療放射線技師による各種の画像情報である。そして，その専門職の進むべき方向性の舵取りをしているのが，放射線科医の場合は日本医学放射線学会（JRS）と日本放射線科専門医会・医会（JCR）であり，診療放射線技師の場合は日本診療放射線技師会（JART）と日本放射線技術学会（JSRT）である。このような団体のスムーズな連携が，国民，国政，社会へのより良い情報発信に寄与すると信じている。

　本稿では，この4団体の最新の動きを

各団体から述べていただく。そして，放射線診療体制をつかさどる放射線診療4団体連絡協議会について，その成り立ちと経緯をご紹介したい。

全国の放射線診療の様相

　全国の放射線科医，診療放射線技師は，どなたもが，より良い放射線診療を行うために日々のご努力をされている。全国の施設によって個々の背景に合わせて，その最適性を導くための運営がされているが，その内容を保証するためには地域の厚生局や保健所における法令

〈0913-8919/23/¥300/論文/JCOPY〉

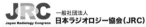

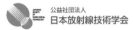

図1　放射線診療体制のカギとなる
**　　　4団体の連携**

面の適合についての確認，関係医学会・学術団体・職能団体のガイドラインなどでの適切な行為の確認，被ばく線量の最適化のための診断参考レベル（diagnostic reference level：DRL）などによる確認などをしている。とりわけ放射線の取り扱いは，国際放射線防護委員会（International Commission on Radiological Protect：ICRP）の勧告に則して放射線から人体を守ることを意識し，国際原子力機関（International Atomic Energy Agency：IAEA）の方針に則り安全面の検証もしている。あらゆる面での確認と検証の下，国民の健康に貢献するべく，より良い放射線診療を行っている。

放射線科医と診療放射線技師のパートナーシップ

より良い放射線診療を行うためには，放射線科医と診療放射線技師のスムーズな連携が肝心要であることを再確認してきたという経緯がある。さまざまな動きがあったのだが，その全貌がわかる一例として，本誌2020年12月号での特集「ニューノーマル時代の診療放射線技師をめざして」をご紹介する。専門技師認定制度・業務拡大などを主軸の話題として，日本ラジオロジー協会（JRC），JRS，JART，JSRTの立場から，現在と未来についての展望が明らかにされていた。その際の総論として，全国の放射線医学の発展を支えてこられた放射線

科医のお一人，本田　浩先生の記事があり，放射線診療体制の次なる一歩を切り開くご助言があった。

その総論では，「現在の医療における診療放射線技師の果たすべき役割は大きく，特に放射線科医にとって診療放射線技師は，放射線診療を共に行う重要なパートナーであり，最良の放射線医療を国民へ提供するために相互の協力が必要であることは言うまでもない」と記されている。筆者は，診療放射線技師の立場としては非常に心強い思いであった。

その記事内で，さらには，「相互の尊重と協力のもとに，国民の健康に寄与することは，我々の願いであり義務である。そのためには風通しをよくし，理解を深める努力が求められる」とあり，「3団体会議を再開し，相互理解のもと，我が国の放射線診療の発展のためにご協力いただくことを祈念する」とあった。ここでいう3団体とは，JRS，JART，JSRTである。筆者にとってきわめてありがたいお言葉であり，常々放射線科医と診療放射線技師のスムーズな連携を実現したいと考えていたので，本誌面を通じて具体的なご指南をいただいた心境である。

放射線診療4団体
連絡協議会の設立

より良い放射線診療をAll Japan Radiologyでめざす考えを持ち，さっそ

くJSRT内での検討にかかった。そして，3団体の連携についての過去の履歴を改めて調査し，同様の連携を再現させる方針をJSRT内で合意を図った。かつてはJRS，JART，JSRTの3団体であったが，JCRの活動を筆者は存じており，4団体目としての加入が可能か否かのご指南を，IVR学会を通じて連携していた水沼仁考先生（ご相談時，JCR前理事長のお立場）からいただき，ご協力をいただける旨を確認した。JRS，JARTからも同様の確認を得ていたので，JSRTが発起団体となり，この4団体での合同の会議開催をする主旨で，JRS，JCR，JARTに正式なご依頼をした。これにご快諾をいただくことで，放射線診療4団体連絡協議会（以下，協議会）の設立がされた。

第1回協議会は会議名がなかったので，「JRS・JCR・JART・JSRT合同会議」との仮称で開催しており，その議事内で名称を検討して，第三者からわかりやすいことを念頭に正式名が決まった。その記念すべき開催は2021年6月のことで，これを契機に放射線業界を支える組織の立場で，放射線科医と診療放射線技師がAll Japan Radiologyとして協議することが始まった。ここ1〜2年来での業務拡大に伴った各種の検討が進んでいる件は，その効果の典型的な表れの一つである。この4団体の連携体制が，安全で安心できる放射線診療のカギだと考えている（**図1**）。

協議会の目的，構成，協議，報告内容

協議会の設立の趣旨は，「国民に良質な放射線診療を提供することと，各団体の会員の利益になることを主眼として，4団体の連携を推し進める」として，相互の団体での確認がされた。協議会の構成員は，各団体の理事長，副理事長，会長，副会長，代表理事，副代表理事として，各団体からの指名出席者も認めている。開催頻度は定例会を年2回と定めて，必要に応じて構成員が自由に開催を要望できる仕組みとした。すでに各種の検討がされているが，その中で対外的な広報・渉外においても，4団体の連携にて効果がいっそう高まることも相互で確認されている。まさに本稿の冒頭で記した，国民，国政，社会へのより良い情報発信の寄与に等しい。

JRSが主軸となり，2023年4月に開催する第31回日本医学会総会東京2023博覧会の計画推進や，JCR創立50周年，JART創立75周年，JSRT創立80周年の記念行事も情報共有をして開催されていたこともお伝えする。今日までの動向は，放射線診療体制の次なる一歩として，新しい道のりを歩んでいることを示している。

協議会で連携した事業開催の一例
―小児生殖腺防護に関する取り組み

この2年来，JART学術大会，JSRT秋季学術大会で，小児生殖腺防護を題材としたJART・JSRTの合同シンポジウムを開催してきた。実は本件も，詳細な検討が協議会でされて，その合意の下で事業開催をしている。その検討の概要は次項のごとくである。

1. JART・JSRTからの話題提供

世界の状況をご紹介して，小児における生殖腺防護の対応方法の詳細な資料を提示しつつ，その検討のご依頼をしていた。その際のポイントとなる情報・意見は次のとおりである。

① 小児の生殖腺防護を除することが欧米で勧告として発出
② 米国，英国，カナダですでに実施している状況
③ 撮影線量は昔に比べては大幅に低減
④ 国内では進んでいない実態
⑤ 国内において海外の実態と対比される可能性
⑥ 仮に国内で実施するなら，全国一斉での開始の必要性
⑦ ⑥に加えて，全国一斉での広報（保護者の納得性を得るため）の必要性
⑧ JART・JSRTの学術大会で本件の合同シンポジウムの開催
⑨ JRS・JCRへのご理解とご協力のお願い

2. JRS・JCRからの質疑，およびJART・JSRTを交えた審議内容

小児における生殖腺の防護を除することのエビデンスがそろっているなら本質として支障ないが，ただし，本邦では国民が放射線の取り扱いにきわめて敏感なので，十分な配慮が必要であるとの言及があった。その際のポイントとなる情報・意見は次のとおりである。

① 放射線科医が理解できても，検査の依頼医が理解できていない状況
② 今まで続けていた対応を止めることには十分な説明が必要（診療報酬面を含めて）
③ 適応は小児のみなのか？
④ 妊婦への考え方はいかようにするのか？
⑤ 放射線防護の成人における解釈はいかようにするのか？
⑥ 一般撮影全般を考慮する必要はないのか？
⑦ American College of Radiology（ACR）の本件での考え方はいかようか？
⑧ 撮影時プロテクターを着る技師に比して，小児の防護を除することの保護者への説明は可能なのか？
⑨ 今日の保護者は，子供の診療に非常に敏感な傾向にあるが，その納得性を得られるのか？

次に，この適応を進める上での意見・審議内容は，次のとおりである。

⑩ JART・JSRTとしては，まずは放射線科医のご理解を得たい。
⑪ JART・JSRT内でも趣旨の理解がされない一部会員がいる。
⑫ 報道を含めての市民公開講座の開催
⑬ 広く円滑に伝えるために会誌を使っての広報
⑭ 保護者へのアンケート調査の必要性
⑮ 超音波検査の位置づけと，X線検査の位置づけ
⑯ 医師向けの説明と，保護者（国民）向けの説明の準備
⑰ 日本医学会総会の展示事業への展開
⑱ 各団体の記念事業を活用しての展開

以上の情報・意見交換がされていた。放射線診療に関係する重要な事柄は，協議会として検討を積み上げて，国民，国政，社会へのより良い情報発信を意識していることを知っていただきたい。そして，こうした成果がJRC事業も含めてさまざまな形で公開されると，医療業界にも響くものと考えている。

連携のノウハウ

筆者は大阪で生まれ育っている。このような場で，大阪人の気質を引用してご説明することを切にお許しいただきたい（大阪人の方々にも深謝）。口語で表記すると，放射線の安全性を派手に目立たせて，デリカシーがないぐらいの勢いで説くこと，そして，せっかちなぐらいに患者の安全面をケアして，人情味に厚くご説明すること，それにて自然かつ必然に納得性や安心感を導けると確信する（図2）。ここに記すいずれの文言も，安全で安心できる放射線診療を国民，国政，社会に表現できるカギのように思える。筆者はJART・JSRTに所属しているが，診療放射線技師として同様の姿をJRS・JCRに見ていただくことで，人としても信頼いただけるであろうと自問自答している。

さらには，大阪人の古いイノベーションをご紹介して，未来を予測してみたい。ビアガーデン，回転寿司，インスタントラーメン，動く歩道，レトルトカレー，そのいずれもが長い年月が過ぎた現在も当たり前であり，親しみある事象・事物

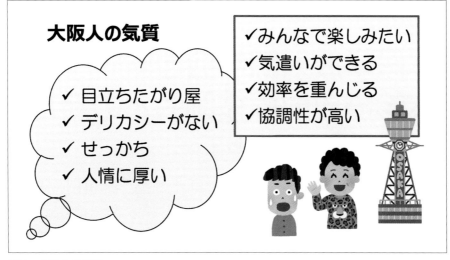

図2　大阪人の気質

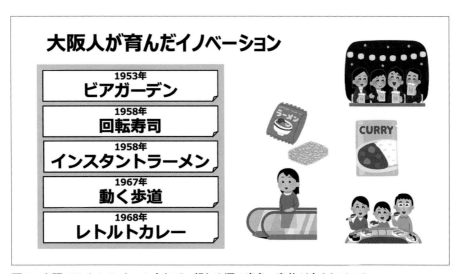

図3　大阪でのイノベーションとして，親しみ深い事象・事物が生まれている

である（図3）。筆者の独断と偏見の考察で甚だ恐縮であるが，大阪人のような4団体のスムーズな連携の下，放射線科医と診療放射線技師が結束した体制があれば，その先々では国民，国政，社会において，安全な放射線診療，あるいは健やかな放射線診療といった思考が，親しみ深く当たり前になるのだと予測したい。そして，それがいつまでも継続することを信じている。

◎

今までもより良い放射線診療体制の形成はされていたが，組織の立場としてJRS，JCR，JART，JSRTの連携の下，国民，国政，社会をも意識した最善な体制の構築が進んでいるのが今日である。引き続きの協議会の運営で，放射線診療が国民にお役に立つだけでなく，国政・社会からの信頼を高めて，各団体の会員の利益につながることにも期待を寄せたい。

1. 日本医学放射線学会と 日本診療放射線技師会との新たな一歩
——告示研修を例として

竹内　昌平[*1]／馬場由紀子[*1]／木戸　　晶[*2]／相田　典子[*3]
山田　　惠[*4]／青木　茂樹[*5]

[*1] 公益社団法人日本医学放射線学会事務局　[*2] 公益社団法人日本医学放射線学会ダイバーシティ・働き方改革推進委員会副委員長
[*3] 公益社団法人日本医学放射線学会ダイバーシティ・働き方改革推進委員会委員長
[*4] 公益社団法人日本医学放射線学会ダイバーシティ・働き方改革推進委員会タスクシフト小委員会小委員長
[*5] 公益社団法人日本医学放射線学会理事長

　国がめざす2040年の医療提供体制は，患者側にとって，どこにいても必要な医療を最適な形で受けることができ，医師・医療従事者側にとっては，働き方改革により，より質が高く安全で効率的な医療を提供できる医療提供体制の改革にある。

　具体的には，①人員配置の最適化やICTなどの技術を活用したチーム医療の推進と業務の効率化，②医療の質や安全の確保に資する医療従事者の健康確保や負担軽減，③業務の移管や共同化（タスク・シフティング／シェアリング）の浸透により医師・医療従事者の働き方改革を推進・実現，をめざしている（図1）。

　この医師からの業務の移管や共同化を行う職種は多岐にわたっているが，このうち医師から診療放射線技師への業務の移管や共同化（タスク・シフティング／シェ

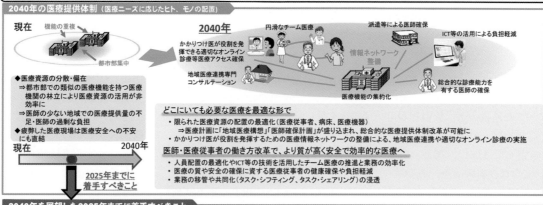

図1　2040年を展望した医療提供体制の改革について
〔厚生労働省ホームページ「2040年を展望した医療提供体制の改革について（イメージ）」より引用転載〕

表1　告示研修の時間数
（令和3年7月9日医政発0709第7号から抜粋・改変）

単位：分

	基礎研修 （e-ラーニング）	実技研修	
		映　像	手　技
① 造影剤を使用した検査や核医学検査のために，静脈路を確保する行為，核医学検査のために用いた放射性医薬品の投与が終了した後に抜針及び止血を行う行為に必要な知識・技能・態度	200	20	110
② 核医学検査のために静脈路に放射性医薬品を投与するための装置を接続する行為，当該放射性医薬品を投与するために当該装置を操作する行為に必要な知識・技能・態度	100	35	10
③ 動脈路に造影剤注入装置を接続する行為（動脈路確保のためのものを除く。），造影剤を投与するために当該造影剤注入装置を操作する行為に必要な知識・技能・態度	200	50	45
④ 下部消化管検査のために肛門に挿入したカテーテルから造影剤及び空気を吸引する行為に必要な知識・技能・態度	100	45	25
⑤ 上部消化管検査のために鼻腔に挿入されたカテーテルから造影剤を注入する行為，当該造影剤の注入が終了した後に当該カテーテルを抜去する行為に必要な知識・技能・態度	100	15	30
	700	165	220
		385	

アリング）に関する研修が，厚生労働省告示第273号研修（以下，告示研修）である。

医師から診療放射線技師への業務の移管や共同化（タスク・シフティング/シェアリング）により診療放射線技師が可能となる行為は，① 上部消化管検査のために挿入した鼻腔カテーテルから造影剤を注入する行為・当該造影剤の投与が終了した後に鼻腔カテーテルを抜去する行為，② 医師又は歯科医師が診察した患者について，その医師又は歯科医師の指示を受け，病院又は診療所以外の場所に出張して行う超音波検査，③ 動脈路に造影剤注入装置を接続する行為（動脈路確保のためのものを除く）・動脈に造影剤を投与するために当該造影剤注入装置を操作する行為，④ 下部消化管検査のため，注入した造影剤及び空気を吸引する行為，⑤ CT/MRI造影剤・RI核種注入のための静脈路の確保，である。

告示研修は，診療放射線技師が所定の基礎研修（e-ラーニング）700分を終了してはじめて受講権利が得られる集合研修であり，映像による座学（165分）と手技に関する実技研修（220分）から成り立ち，このうち手技に関する実技研修への立ち合いが医師講師に求められている（表1）。

共同プロジェクトのきっかけ

2021年10～12月，医師講師による診療放射線技師ファシリテータ養成研修が，全国8地域，約400人の診療放射線技師を対象に行われ，この研修に対し，主に日本医学放射線学会（JRS），日本核医学会，日本インターベンショナルラジオロジー学会が医師講師派遣に協力した。

2022年1月より，前述のファシリテータ養成研修により育成された診療放射線技師ファシリテータによる診療放射線技師実技研修が，約6万人の診療放射線技師を対象とし，年間300回×5年を目標に47都道府県で横展開が開始されたが，本実技研修へも医師の立ち合いが必須との理由から，日本診療放射線技師会（JART）・上田克彦会長よりJRS青木茂樹理事長へ医師講師派遣の協力依頼が正式に入り，これを受け，JRSダイバーシティ・働き方改革推進委員会とJRSおよびJARTの事務局が合同で討議を重ね，双方合意の医師講師派遣プロセスを確立した（図2）。本プロセスは，JART側の事情を熟考した工夫が随所に施されている。本研修は土日開催が基本ゆえに，医師講師を派遣で

きる施設に限りがあるため，JART側からJRSへの依頼は双方の事務局を介して一本化し，都度JRS事務局が比較的放射線科医の在籍人数にゆとりのある全国約200の総合修練機関の中から研修会場に近い総合修練機関を選定し，その施設の指導管理責任者へ医師講師・待機医師の協力依頼をかける工夫や，当時は新型コロナウイルス感染症第6波の立ち上がり時期であったため，医師講師1名のみ選定の場合，研修前日に予定していた医師講師が行動制限を強いられてしまったとしても，代行しうる待機医師も含め，1回の研修に対して2名の医師を選定するなどの工夫を施した。

JART-JRS共同の医師講師派遣プロジェクトの実施

図2のプロセスを一元管理し，抜け漏れがないようJRS事務局とJART事務局間でExcelシートによるステータス管理を行った。具体的には，各都道府県診療放射線技師会研修担当者が日程・会場を確定の後，JART事務局へ申請を行い（図2 ①），JART事務局がJRS事務局へ医師講師派遣の依頼をする（図2 ②）。JRS事務局はGoogleマップに全国約200施設の総合修練機関を登録

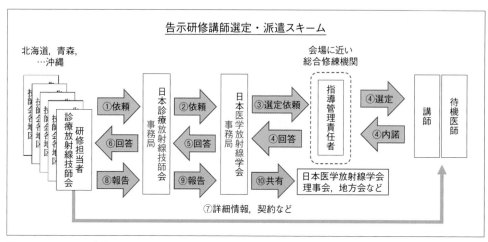

図2 JRS-JART連携スキーム

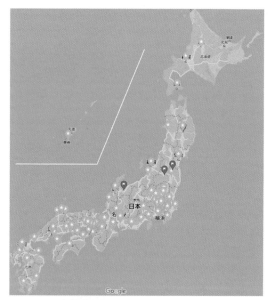

図3 総合修練機関マップ
（地図データ©2023 Google）

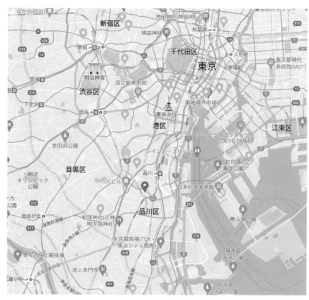

図4 告示研修会場と近隣の総合修練機関
（地図データ©2023 Google）

（図3📍）しており，都度，研修会場をGoogleマップに登録（図4📍）し，その研修会場から最も近い総合修練機関を選定する（その施設が前回の研修時にすでに医師講師を派遣ずみであった場合，その施設に負担が偏らないよう，その次に近い総合修練機関を選定する）。JRS事務局が選定した総合修練機関の指導管理責任者へ連絡を取り，告示研修が行われるようになった背景，研修の概要，医師講師の役割などについてオンライン会議でていねいな説明を行う（図2③）。指導管理責任者が医師講師・待機医師を選定・内諾を得たらJRS事務局へ連絡する（図2④）。JRS事務局がJART事務局へ医師講師・待機医師情報を連絡（図2⑤），JART事務局が各都道府

県診療放射線技師会へ医師講師・待機医師情報を連絡する（図2⑥）。ここで初めて，各都道府県診療放射線技師会が医師講師・待機医師に直接コンタクトをとり（図2⑦），必要な書類処理（契約書，兼業届など）を行う。処理が完了したら，各都道府県診療放射線技師会はJART事務局へ報告（図2⑧），JART事務局がJRS事務局へステータスを報告（図2⑨）する。

このような緻密な一元管理を行うことで，当初発生した医師講師・待機医師の契約など，事前にすんでいなければならない事務処理が研修直前に発覚というようなサプライズも，その後は発生していない。

依頼ごと，都度，総合修練機関の指

導管理責任者へのオンライン説明会を行うのは非常に手間ではあったが，ていねいな説明を行うことで，告示研修への理解と協力が高い確率で得られたと考える。

選定いただいた医師講師・待機医師の情報をJART事務局経由で各研修担当者へ共有することで，初めて医師講師・待機医師と現地研修担当者による詳細なコミュニケーションが開始され，必要な契約書類などの締結が完了すると，その報告がJART事務局経由でJRS事務局に入る仕組みとした。

しかし，実際に実行していく中で，さまざまな課題が浮かび上がってきた。例えば，①日程・場所がピンポイントで決定された後に医師講師の派遣依頼が入

表2　都道府県別研修修了者数と医師講師数実績（2022年3月〜2023年2月）

都道府県	研修受講者数	医師講師派遣人数	都道府県	研修受講者数	医師講師派遣人数
北海道	693	16	滋賀県	260	6
青森県	143	5	京都府	236	5
岩手県	140	3	大阪府	326	7
宮城県	294	9	兵庫県	465	10
秋田県	165	4	奈良県	180	4
山形県	169	4	和歌山県	187	4
福島県	357	8	鳥取県	40	2
新潟県	357	8	島根県	61	2
茨城県	233	5	岡山県	185	4
栃木県	215	5	広島県	345	8
群馬県	274	6	山口県	132	3
埼玉県	191	4	徳島県	135	3
千葉県	234	8	香川県	207	5
東京都	639	14	愛媛県	184	4
神奈川県	418	9	高知県	129	3
山梨県	96	2	福岡県	453	10
長野県	248	6	佐賀県	124	3
富山県	117	4	長崎県	80	2
石川県	164	4	熊本県	181	4
福井県	237	6	大分県	39	2
岐阜県	283	6	宮崎県	283	6
静岡県	454	10	鹿児島県	186	4
愛知県	550	12	沖縄県	220	5
三重県	278	6	合　計	11587	271

るため，医師のスケジュール調整が難航するケースが少なくない，②全国規模の総会・学術集会などはJRS事務局で把握しており，事前に避けるようJARTとコミュニケーションはできていたが，地方会や研究会などの予定の把握は難しく，それらの予定と被るケースがまれに発生し，その場合，医師講師派遣はほぼ不可能となる，③総合修練機関が1，2施設しかない県で，同じ月に複数回・週末に連続した研修計画を組まれてしまうケースが発生，毎週末4人もの医師講師・待機医師を連続して派遣しなければならず，大学病院でさえ困難なケースに見舞われたなど，想定していないさまざまな課題が全国から挙がってきた。

しかし，JART事務局とJRS事務局間で情報を一元管理していたため，これらの課題が挙がるたびに，JRSダイバーシティ・働き方改革推進委員会とJRS事務局で課題解決策を検討し，スキーム是正をJARTへ提案，双方で合意形成しながら協力体制を改善してきた。

その結果，2022年3月〜2023年2月に開催された全国271回の研修に対し，136施設より，医師講師241名，待機医師229名をJRSから派遣することで，約1万人の診療放射線技師研修修了者輩出に貢献した（表2）。

◎

日本診療放射線技師会および日本医学放射線学会の長い歴史の中で，これ

だけ大規模な組織間による共同アクティビティが行われたケースはおそらく今回が初めてだと思われる。

レントゲン博士没後100周年を迎えた今，国がめざす2040年を展望した，患者にとって，どこにいても必要な医療を最適な形で受けることができ，医師・医療従事者側にとっては，働き方改革により，より質が高く安全で効率的な医療を提供できる医療提供体制の改革の実現のため，また，これから先，さらに100年先を見据えた日本の医療体制を整えるための日本診療放射線技師会と日本医学放射線学会の協力体制の核づくりとなったと思われる。

2. 放射線診療4団体連絡協議会の活動を通じて考えたこと
——放射線科医の立場から遠望

山田　惠　一般社団法人日本放射線科専門医会・医会理事長

放射線科医と診療放射線技師の間は切っても切れない間柄です。これは業界の共通認識だと思います。例えば，われわれが放射線科医として検査を安全に行うのに，パートナーとして居てもらわなければ困るのが診療放射線技師です。逆に，診療放射線技師にとっても，放射線科医は良き相談相手ではないかと想像します。特に，大きな病院で働く技師にとっては，その恩恵は明らかです。なぜなら，大病院は医師数も多いので，実に色んな人がいます。そうしますと，中には適応外の検査を無理やり捻じ込もうとする人物が一定数います。そういう臨床家の相手をするのも放射線科医の役目の一つです。

このように，われわれには職場で相互の便益があるという点については論をまたないわけですが，面白いことに団体のレベルになると，そういった関係が必ずしもそのまま再現されません。過去を振り返ると，むしろ軋轢の方が目立つぐらいです。なぜなのでしょう？　そのあたりを本稿前半で探ります。

病院の多様性がもたらすもの

上述のような団体間の対立構図の根幹にあるのは，日本における医療の標準化の遅れだと思います。ただ，このような短兵急なまとめ方をされてもピンとこない読者が大半だと思いますので，少し説明をします。

日本の病院が標準化に遅れていることは，さまざまな場面で指摘されています。一例として，経済協力開発機構（OECD）のレポート中に，次のような記述があります。すなわち，日本の医療の問題は"lack of differentiation and standardization"だと言うのです[1]。つまり「専門分化」と「標準化」が遅れていると言うのです。

標準化の遅れの背景にあるのが人材流動性です。人が動かないということは一般論としてマイナス因子です。なぜなら，人が回遊することで健全な競争も生じるからです。そして，人材の流動性がもたらす最大の恩恵は「標準化」です。人々が交わることで意見を交換し，その結果，標準化が達成されます。

では，なぜ医療人材が流動しない状況となったのでしょう？　理由は複数ありますが，主たるものを3つ挙げておくと，それは①終身雇用，②公務員的就労形態，そして③学閥です。これらを一つずつ，ごく簡単に説明します。

まず，終身雇用についてですが，これは，一般企業にもひと昔前まではごく当たり前のように存在しました。労働者の基本姿勢として，転職はネガティブなものとしてとらえられてきたわけです。この観念は，現代の医療機関にも色濃く残っています。例えば，複数の医局を渡り歩く人物はまれです。

2つ目のポイントが，公務員に準ずる就労形態です。病院では，号俸に則った給料を支給するのが一般的です。能率給となっている部門はあったとしても例外的です。すなわち，日本の病院は基本的に社会主義的な運営がなされているのです。このような環境下では，真の競争は期待できません。言い換えると，日本の病院ではプロ意識というものが育ちにくいのです。この傾向は公的機関，私的機関を問わず，ほぼ同じです。なぜ民間までそうなるかというと，それは民間があえて公的機関の制度をコピーすることにより「安全な運営」を心がけるからです。さて，号俸制だと同一機関に勤続した方が給料も漸増しますので，転職のメリットはありません。

3つ目の因子「学閥」ですが，周知のごとく，これは日本固有の部族主義的な風習です。西側先進国ではこのような風習は存在しないか，あるいは希薄化しています。例外的に韓国には少し残っているようですが，それでも日本よりは緩やかです。この文化が社会から消えていった背景には，実力主義の台頭があります。特に，熾烈な国際競争をしなければいけない大企業では，内部昇格に学閥を持ち出していては競争力を失います。かたや医療は市場が国内に閉じていますので，外国との競争はありません。そうすると，古い風習が残りやすい環境を作ってしまうわけです。ただし，この慣習は医療業界では医師に固有のものであり，技師や看護師にはあまり当てはまりません。したがいまして，本稿ではこれ以上の詳説は割愛しますが，これが人材流動性の障壁になっているのは明白です。

ここまで見てきましたように，医療業界では人材の流動性が極度に乏しくなる要因が複数あり，このため標準化が進まず，それに伴い「病院の多様性」というものが発生してきます。多様性の一例を挙げれば，麻酔業務を外科医が代行す

〈0913-8919/23/¥300/論文/JCOPY〉

る病院もあれば，きちんと麻酔科医を雇っている病院もある，といった具合です。画像診断領域で言えば，胸部単純写真を各科の責任とする病院もあれば，放射線科医が責任を持ってレポートを付ける病院もある，といった感じです。

このように診療形態が多様な状況ですと，病院の各部署における人材は，随所に生じる凸凹を埋めるべく，それぞれに独自の職域を作り上げざるを得ません。この原則は診療放射線技師についても当てはまります。そして，多様な状況に呼応するようにして，さまざまなレベルの人材が育ちます。最も低いレベルのスキルしか獲得し得ない人材は，「ボタンを押すだけで精一杯」ということもありうるでしょう。かたや高い方の水準をめざした技師は，画像診断への深遠な理解を示す「スーパー人材」となって活躍します。このようにして，かなり幅広いスペクトラムの能力を有する技師が誕生してくるわけです。

高いレベルのスキルを獲得するスーパー人材の中には学会の指導層に入る人物も出てきます。当然ながら，その人たちは団体の水準を高いところに設定します。そのような経緯で生まれてきたと想定されるのが，技師による読影行為です。ところが，現場にいる放射線科医は，きわめて幅広いスペクトラムの技師を日々目の当たりにしています。そうしますと「あの一番，出来の悪い技師の●●君が読影なんてとんでもない！」という短絡的な一般化に至ってしまいます。こういった事例が端緒となり，両団体の間で不協和音が生じるのでしょう。

少々解説が長くなりましたので，ここでいったんまとめておきます。日本の病院があまりにバラバラの運営をしてきたので，おのおのの職種が担当すべき任務の線引きを明確にすることができず，結果として幅広いスペクトラムの人材が発生します。一方で，統括する側（すなわち技術学会と技師会）は高い方の基準

で制度設計をしますので，そうすると医師と技師の間に職務内容のオーバーラップが生じ，それがギクシャクとした関係へとつながる，という流れがあったのではないかと想像するわけです。

人材の再編成（2つ目の関門）

上に述べたような「人材の幅広いスペクトラム」は，診療放射線技師に固有の現象ではありません。医師にも同じことが当てはまります。つまり，どのような職能団体でも，内部にいろいろなレベルの人材を抱える蓋然性があるわけです。このような多様な人材で構成される集団から一定のクオリティの仕事を引き出そうとすると，キャリアの過程で人材の再編成が必要になります。それが半世紀前に導入された専門医制度です。

この制度は医師をランク分けします。まずは訓練の基準を作り，それをクリアした人に対して試験を課します。その合否をもって医師を二分するわけです。この制度は発足当初，日本医師会から猛烈な反発を受けました。なぜなら，医師会の理念では「医師国家試験が唯一絶対の最終関門」だからです。国家試験を通過した者はすべからく平等な権利を生涯にわたって主張できる，と規定したのです。これが自由標榜制という概念の根幹にあります[1]。医師会の立場としては，新たなる排他的権利を主張しかねない制度へは賛同できないのです。

そういう逆境の中にありながら，専門医制度はある程度の社会的承認を得ることに成功しました。ただ，現在のところ，専門医の資格取得には確固たるインセンティブはありません。にもかかわらず，多くの医師が専門医であることを選択したのです。専門医という新たなブランドへの渇望感，あるいは自身の職務への「気概」というものが背景にあったのでしょう。最近になって，日本専門医機構がこれを統括しようと模索中です。

上記のような資格制度に関するセオリーは，当然，診療放射線技師にも当てはまります。ここ十数年の間に「専門技師」という新しい制度が形成されてきたことには必然性があるわけです[2]。これまで努力して専門技師という制度を設計してこられた方々には最大の敬意を表したいと思います。一方で，この制度の将来を考えた場合，現状のままでは市民権を得るのは難しいと思います。理由はいくつかありますが，例えば，受験資格が比較的緩やかであり，かつ実地訓練，すなわちon the job training（OJT）が必須でないのは問題です。ペーパーテストのみで合否を決めてしまうのは，技術職の資格としてはやや不十分です。しかし，それよりもはるかに重大な問題があります。それは，現状で20近い異なる資格が林立していることです[3]。これらの中には分野的に相当なオーバーラップが見られるものも存在します。そして，最大の難点は，それらの資格が個別に独立した法人の下で運営されていることです。このような状況だと，技師全体の統一基準を作ることはできません。最低限でも，これらすべてを統合することが必要です。

診療放射線技師のための2つ目の関門

上に述べた「専門技師」は，試みとして歴史的な意義はあったと思います。一方で，指摘したような構造上の問題点もあるわけで，このシステムを現状の路線上で発展させることには幾分の無理があるような気もします。では，次の一手はどうすればよいのでしょう。私自身が放射線診療4団体連絡協議会の会議の中で強く推奨していることがあって，それは，アメリカに倣ってphysician extender（PE）[4]を創出することです。PEという一段高いレベルの職種を作り出してしまえば，先に述べたような人材

＊1　自由標榜制という概念は日本に固有のものであり海外には存在しません。「プロフェッショナル・オートノミーの欠如」だと批判の対象となっています。

＊2　診療放射線分野において，医療安全の推進および診療放射線技師の資質向上を図り，国民の生命および健康の保持増進に寄与することを目的として形成された制度。数年おきに更新義務があります。

＊3　専門技師には次のような資格が存在します。すなわちX線CT認定技師，X線CT専門技師，血管撮影・インターベンション専門診療放射線技師，肺がんCT検診認定技師，救急撮影認定技師，医用画像情報専門技師，検診マンモグラフィ撮影認定診療放射線技師，核医学専門技師，放射線治療専門放射線技師，胃がん検診専門技師，胃がん検診専門技師による読影補助認定技師，医療情報技師，磁気共鳴（MR）専門技術者，血管診療技師（CVT），医学物理士，超音波検査士，大腸CT専門技師認定制度。

＊4　別名としてnon-physician practitioners（NPPs）という表現も使われます。

のスペクトラムの幅広さに伴う問題は解決します。日本の医師がアメリカを模倣して専門医制度を作り上げたのと同様に，技師もアメリカのPE*5の制度を取り入れるのが得策と考えたわけです。

ここでPEの制度に関して少しだけ解説を加えておきます。この制度は1960年代にアメリカで始まりました。当時は開業医のアシスタントとしてスタートしたわけですが，その後，職務内容が高度化し，現在は総合病院が主たる活躍の場となっています。職務内容は経時的に専門分化しており，おのおののPEが特定の領域を受け持つようになっています。例えば，小児科専属のPEといった具合です。そして，PEは具体的に次のような職種をすべて含みます。すなわち，physician assistant（PA），nurse practitioner（NP），radiologist assistant（RA），nurse anesthetist（NA）といった業種です。

このPEという制度は，アメリカにおいて必要不可欠なものへと成長しています。特に僻地では，PEなしでは医療が成り立ちません。例えば，放射線科で勤務するPEは多忙をきわめる放射線科医の代わりに，簡単な生検や胸水穿刺などの手技を担っています。州によってはこれらの手技を医師の監督下にいなくても行えます。そして，PEにはそれなりの稼ぎがあるので，人気の職業の一つとなっています。

このポジションには資格要件があり，それは看護学校や技師養成学校を卒業した上で，最低でも5年間の臨床現場における実務経験が必須です。その後にPE養成の修士課程に入学して，専門医の下で2年にわたる特訓を受けます。つまり，病院におけるOJTを通じて一段階高いレベルの職務内容への理解と経験を深めるわけです。病理学や薬理学といったベーシックな部分まで教育が及ぶわけではないようですので，医師養成のための医学教育に比べると限定的な範囲しかカバーしませんが，それでも現場で十分に役に立つ人材は育ちます。そして，これらの人材は病院経営者に喜ば

れます。なぜなら，医師を雇うよりは，はるかに安価だからです。

さて，日本にはPEと似て非なる職種が以前よりあり，それが特定看護師です。これは働きながら取得する資格です。したがって，カリキュラムはアメリカのPEと比べるとはるかに緩やかです。そして，収入面でも通常の看護師と比して特段の差はつけていません。インセンティブがないという点では医師の専門医制度と似ています。つまり，看護師の「気概」によって支えられている制度なのです。

特定看護師よりも，さらに進んだ制度も計画されています。それが日本看護協会の推し進めるナース・プラクティショナー（NP）です。これが現在，さまざまな方向から追い風を受けて成長中です。最近になって国会議員のバックアップを得て，制度化への動きが見え始めました[2]。この制度が上述の特定看護師とは異なり，明瞭な経済的インセンティブを有することを心から願います。なぜなら，専門医制度がそうであるように，「気概」のみで支えられた制度は脆弱で未完だと思うからです。

仮に，ナース・プラクティショナーの給与水準が現在よりもはるかに高く設定できたとしましょう。その場合，どういう現象が発生するかを考えてみたいと思います。現状を見ますと，給与水準は技師の方が看護師よりも少し高いようです[3]。もしナース・プラクティショナーの収入が現在の1.5〜2倍程度になったとしましょう。この場合，両者の立場は完全に逆転します。そうなると，職業としての人気は看護師の方へ大きくシフトすることでしょう。

給与以外にも重大な問題がもう一つあります。それはキャリアパスに関するものです。仮に，診療放射線技師がナース・プラクティショナーの制度化の潮流に乗り遅れた場合を想定します。この場合，ナース・プラクティショナーが「看護師の資格からのみステップアップ可」というルールになってしまうリスクがあります。そうなると，キャリアとして「次のステップが準備されている看護師」と

「次のステップが準備されていない技師」を比べた場合，両者の間に将来展望に雲泥の差がついてしまうのです。そうなると，優秀な若者は看護学校へと殺到することでしょう。これは中長期的に見て技師の業界全体にとって大きな痛手です。

◎

現在，4つの団体の間では，とても良好なコミュニケーションが維持できています。きっかけは働き方改革における協業です。診療放射線技師によるSTAT画像報告*6などについて話し合う必要性が出てきましたので，頻繁に会うようになりました。こういう機会を利用して，上述のような制度についても意見交換がなされています。従前は，診療放射線技師のライバルと言えば臨床検査技師など，ほかの技術系の職種でした。例えば，技師会は一貫して医学物理士の国家資格化に反対の立場を唱えています。しかし，もはやそのレベルの足の引っ張り合いは意味がありません。真のゲーム・チェンジャーは，看護協会によるナース・プラクティショナーの創出だととらえるべきです。この制度に対して医師会が警戒の目を光らせています。なぜなら，この制度は医師免許の持つ排他性を脅かす可能性があるからです。これに比べると，全日本病院協会や日本病院会といった団体は，この制度を歓迎する余地があるのかもしれません。なぜなら，人材確保が容易になる可能性があるからです。だとすれば，診療放射線技師が今後どのような戦略を立てるべきかは自明です。そして，このような激変の時代にこそリーダーの真価が問われるのだろうと想像します。

●参考資料
1) OECD Economic Surveys : Japan 2001
https://read.oecd-ilibrary.org/economics/oecd-economic-surveys-japan-2001_eco_surveys-jpn-2001-en#
2)【重点課題】ナース・プラクティショナー（仮称）制度構築．日本看護協会．
https://www.nurse.or.jp/nursing/np_system/index.html
3) 病院で働く看護職の賃金に関する考え方（案）．協会ニュース，584，2016．
https://www.nurse.or.jp/nursing/shuroanzen/chingin/data/pdf/chingin.pdf

---

＊5 PEは，州によっては単独で診療しても保険償還を受けることが可能となっています。
＊6 STAT画像報告は診療放射線技師による緊急性のある画像所見の報告を指す言葉。「読影」という医行為とは異なるものに位置づけられていますが，放射線科医の間でも，これに対する警戒感は依然として強いのが現状です。

3. 日本診療放射線技師会としての取り組み

上田　克彦　公益社団法人日本診療放射線技師会会長

日本診療放射線技師会の成り立ち[1]

「日本診療放射線技師会」の名称は平成24（2012）年から用いられているが，職能団体として設立した昭和22（1947）年時は「日本放射線技師会」の名称が用いられており，国家資格成立直後の昭和26（1951）年から「日本エックス線技師会」の名称が用いられ，昭和44（1969）年からは再び「日本放射線技師会」の名称が用いられた。法律改正による国家資格名称の変更に合わせて職能団体としての名称変更がたびたび行われているため，以下，名称として技師会と表記する。

最初に，診療放射線技師の職能団体設立の経緯を述べる。日本では昭和初期から診療においてX線利用がなされており，X線による事故も問題となり，内務省令による「診療用エックス線装置取締規則」や「エックス線量計検定規則」が昭和12（1937）年に制定された。一方，診療においてX線を取り扱う者の資格がなく，日本レントゲン協会（技師会の前身・1925年設立）は，資格問題について昭和15（1940）年に「エックス線技術者草案」を作成し，厚生省医務課長を訪問している。このように技術者の資格問題は，教育問題と併せて議論，陳情が行われ続け，昭和17（1942）年には，「放射線医学技術員資格制度制定に関する請願」が第79回帝国議会に提出されているが，戦時中であったため法

令化はされなかった。戦後になり，国家資格制度設置に向けて日本放射線技師会が昭和22（1947）年7月13日に設立された。技師会設立後は各地の技術者の熱心な活動により，昭和26（1951）年6月11日に「診療エツクス線技師法」が制定された（**図1**）。これ以降は，エックス線技師になろうとする者は，法の規定に基づく学校または養成所を卒業した後，国家試験合格が必要となった。この技師法制定を受けて，教育の基準となる指定規則が同年12月11日に公布された。

同法の規定の付則第2号により，届出済者以外の就業が禁止され，さらに加えて，結核予防法の実施などによってエックス線技師の需要が激増することとなった。数校の講習所や講習会にて教育がされていた技術者教育は，日本医学放射線学会も養成所設立促進を決議〔昭和27（1952）年〕，日本エックス線技師会（現・日本診療放射線技師会）

総会での教育機関の設置促進決議〔昭和28（1953）年4月〕と続いた。

ところが昭和29（1954）年1月になり，「エックス線技師法廃止」を含む行政機構改革案の国会提出の動きが見られた。そこで技師会は，医学会，厚生省との調整を行い，同年3月には行政改革委員会の原案は廃止となった。

その後，各地に多くの技師学校が設立された。また，放射線診療においてRIを用いた診断や治療技術が普及したことから，診療エックス線技師法は「診療放射線技師及び診療エックス線技師法」〔昭和43（1968）年〕になり，「診療放射線技師法」〔昭和59（1984）年〕へと変遷した。その間，診療放射線技師養成教育施設は，短大から大学，大学院設置へと発展した。この時期に特筆すべきは，技師会会員の努力と協力によって，技師会が鈴鹿医療科学技術大学の設立に貢献したことである〔平成2（1990）年12月の認可，平成3（1991）

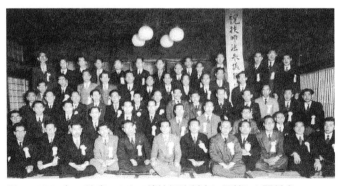

図1　1951年　診療エツクス線技師法制定に貢献した関係者
垂れ幕に「祝技師法参議院」の文字が見られるため，法案通過を記念した集まりであることがわかる。

年開学〕。初代の理事長は当時の技師会会長の中村　實が就任した。

近年，診療放射線技師は新型コロナウイルス感染症対応において，毎日のように重症患者の胸部X線撮影やCT検査業務を行ってきているが，診療放射線技師の国家資格成立への後押しが結核対策であったことを考えると，過去75年間の感染症対策とともに発展し，その後はがん対策へと変化し，再び感染症対策という大きな役割が与えられたことは興味深い。これまでも幾度となく法令改正を経て，その時代に合った役割が与えられてきた。今後は，急速な人口減少時代に向けて，急性期医療だけではなく在宅医療・介護福祉分野においても役割を担う職業として発展していく必要があると考える。

職能団体の意義

技師会は，職能団体として診療放射線技師の免許を保有した者だけが入会できる組織である。厳密には，（旧制度の免許である）診療エックス線技師も入会が可能である。この職能団体としての存在意義は，診療放射線技師全体の資質向上にある。したがって，入会は任意であるが，技師会の役割を認識した上で，すべての診療放射線技師に入会してもらうことが理想である。現行の法制度では，診療放射線技師の国家資格には更新制度はないが，日々進化している医療技術に対応するための知識や，新技術に対応するための技量も習得する必要がある。これは個人的な努力で成しうることも不可能ではないが，時代に応じて求められる標準的な技術について学ぶ機会を設けることが合理的であり，国民にとっても診療放射線技師への信頼は高まるものと考えている。このように，高い資質を維持している職業であることを世間に示すことが，職業としての社会的地位向上の一つでもあると言える。

診療放射線技師の業務は，法令などの改正にて幾度となく拡大されてきた。近年においても，チーム医療推進を背景とした平成22（2010）年の厚生労働省医政局長通知による業務拡大，平成27（2015）年には診療放射線技師法施行規則の改正，令和3（2021）年には医師のタスク・シフト／シェアを背景に診療放射線技師法改正による業務の拡大がされた。

特に医師のタスク・シフト／シェアの観点から，法律改正以前から実施可能な業務と見られていたことについては，「現行制度の下で実施可能な範囲におけるタスク・シフト／シェアの推進について」〔厚生労働省医政局長通知令和3（2021）年9月30日医政発0930第16号〕，8項目の業務が記載された。

この項目の中において，「診療放射線技師が実施した検査画像に異常所見が認められた場合に，診療放射線技師が，その客観的な情報について医師に報告することは可能である」と記載されていることから，技師会では「STAT画像報告」という新たな名称を用いて「緊急異常所見の報告」をすべての診療放射線技師が積極的に行うことを提言した。このSTAT画像報告を安全に運用するために，技師会では，日本医学放射線学会（JRS），日本放射線科専門医会・医会（JCR）に協力を仰ぎ，ガイドラインの作成を進めている。本編の主旨である放射線診療における各団体・学会の協力体制について具体的な活動として見えるものの一つである。また，これに先立ち，令和4（2022）年9月JRS秋季臨床大会JCRアワー2022では，「診療放射線技師によるSTAT画像報告の在り方について」のシンポジウムに技師会会長として登壇し，STAT画像報告の意義や今後の展望について説明した。このシンポジウムに参加された放射線科医からは多くの助言をいただき，STAT画像報告を推進する運びとなった。

また，診療放射線技師法改正のための「令和3年厚生労働省告示第273号研修」（略称：告示研修）においては，JRSから講師として約1年間医師派遣をいただいており，その派遣医師には放射線科専門医受験のため，JRSから1単位が与えられた。

関係省庁からの期待

近年，技師会が関係している省庁には，厚生労働省のほかに環境省と文部科学省があり，国民に向けた正しい放射線知識の普及において診療放射線技師の役割が期待されている。環境省では「ぐぐるプロジェクト～ラジエーションカレッジ」の講師の役割を担うことが進められている。また，文部科学省では小中高の生徒向けの授業で正科目授業の一部を担うことが期待されており，現在，教員として認定された会員が授業を試行中である。また，ほかの多くの医療職では，さまざまな官公庁に人事派遣を行っており，診療放射線技師も少しずつであるが出向人事を進めている。

ISRRT組織の一員として国際事業

令和4（2022）年12月International Society of Radiographers & Radiological Technologist（ISRRT）評議員会において，技師会の児玉直樹副会長が理事に選出された。日本からの理事選出は中村　實元会長以来24年ぶりである。昭和60（1985）年には技師会教育会館が世界保健機関（WHO）の国際放射線技師研修センターに指定され，その後，中村　實元技師会会長が平成6（1994）年から4年間ISRRT会長を務めるなど，技師会は国際的なリーダーとしても活動していた時期もあった。今後は，国際事業についても再強化を検討している。

日本放射線技術学会との合同学術大会開催と学術における役割

2024年10月31日～11月3日に，日本放射線技術学会と技師会との合同学術大会として，第1回日本医療放射線技術学術大会を開催することが決まった。前述したように技師会は職能団体であり，学術大会の目的は，より良い放射線診療をめざした情報交換の場である。したがって，企画の中心は厚生労働省の課長などの基調講演と連携したシンポジウムである。日本における「臨床研究法」や「人を対象とする生命科学・医学系研究に関する倫理指針」の整備・改訂に合わせて，技師会においても研究倫理規程〔令和5（2023）年〕

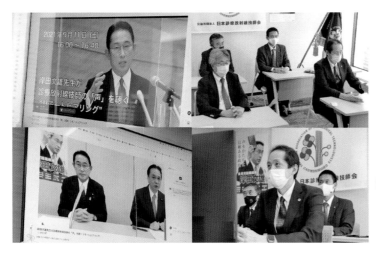

図2　2021年，岸田文雄先生（現・首相）から
ヒアリングを受ける日本診療放射線
技師会
司会は診療放射線技師である畦元将吾衆議院
議員（現・厚生労働大臣政務官）

を制定し，研究についての法令順守の姿勢を示した。一方，日々の診療の工夫や希少症例に対する診療放射線技術については迅速に情報共有し，実践することが国民への最大の貢献であることから，「研究」とは別に「報告」の発表区分を設けることで，これまでよりも会員が発表をしやすい体制を整えた。研究としての発表および研究論文については，日本放射線技術学会と協議の上，同様な研究倫理の考え方とした。

JART事業をどう診療に活かすか

技師会は職能団体であり，その成り立ちや意義について述べてきた。これからの技師会にとって最も重要なことは，診療放射線技師の資質向上を国民にどのように還元できるかということである。前述の学術大会における日々の診療放射線技術における工夫で質の高い医療を提供する一助になることや，法令で定められた患者被ばく線量の管理などの安全担保がある。また，画像診断レポートの見落とし防止の役割など，新たに診療報酬内に記載された役割については，個々の診療放射線技師が実施しなければならない役割である。

令和3（2021）年の診療放射線技師法改正では，大きな業務拡大がなされた。今後もさらなる役割を担う可能性がある。業務拡大が進むにつれて，ほかの医療技術職とオーバーラップする業務も増えてくることが予想され，他職種との連携の考え方も視野に入れて，専門性の追究に加え，診療補助業務において必要とされる幅広い役割とその適切な配分についても注意しながら進める必要がある（図2）。

一方，医師，歯科医師以外では唯一診療放射線技師だけに許されている人体への放射線照射については，なぜ診療放射線技師だけに許されているのか，私は次のように説明している。診療放射線技師は，放射線の人体への影響について十分な知識と被ばく相談ができる能力を有している。また，画像診断装置や放射線治療装置から正しい量の放射線が出力されるよう，毎日の機器点検を行っている。これらの内容について，技師会では常に最新の知識を会員に提供し，また，診療放射線技師養成教育施設においても重要な科目として取り扱われ，基礎的な内容について十分な教育時間が必要とされている。つまり，患者が安心して放射線検査や放射線治療を受けるためにも，このような知識を有して放射線を取り扱っている職業であることを示すことによって，診療放射線技師への信頼を得られていると考えている。そのために，技師会として生涯教育を行うことが必要であると考えている。

業務拡大における造影剤投与のための静脈路確保に続き，侵襲的な役割として，感染症対応に関して「新型コロナウイルス感染症の対応を踏まえたワクチン接種・検体採取の担い手を確保するための対応の在り方等に関する検討会」において，ワクチン接種の担い手の確保などのための方策として診療放射線技師が追加された。この根拠として，「その養成課程において，人体に対する照射又は画像診断装置を用いた検査のための静脈路確保，造影剤等の投与や抜針・止血等に関する基本的な教育を受けており，また，実際に当該業務を行っている」と厚生労働省の報告書に記載された。新たな業務を与えられる場合には，その根拠となる教育やそれまでの診療の補助行為実績が大きく影響していることが示された。

将来の診療放射線技師の姿として，海外事例も参考にする必要もある。米国では，Radiologic TechnologistやRadiographerの資格よりも上位の職種として，Radiologist Assistantの資格が生まれ，放射線科医の補助者として活躍している[2]。海外事例も参考に，将来に向けた診療放射線技師に求められる役割については，政策や要望を示す時にその根拠として示すことができるような詳細な情報分析も技師会の大きな役目である。

●参考文献
1）X線発見120年のあゆみ. 公益社団法人日本診療放射線技師会. 2015.
2）米国の放射線技師に関する資格制度および教育の現状. 診療放射線学教育学. 8：41-47, 2020.

4. 日本放射線技術学会としての取り組み

白石 順二 公益社団法人日本放射線技術学会代表理事

世界の中の放射線技術学

われわれ日本放射線技術学会（JSRT）が確立しようとしている放射線技術学という学問は，実は世界ではあまり広く知られておらず，似た研究分野である医学物理学が世界的には知名度が高いと考えられる。これは，欧米を中心とした海外における診療放射線技師の教育制度および卒業後の地位と，日本におけるそれらとの違いに大きく関係している。

1895年にレントゲン博士によりX線が発見され，そのすぐ後には放射線を用いた診療が始まり，放射線診療を行う医師（放射線科医）と，その医師のために診療に役立つ放射線画像を提供する診療放射線技師との徒弟制度が世界中で形成された。この文章を読まれる多くの方々が十分に理解されているように，最適な放射線像を提供するためには，被検者の体型や疾患に合わせて，被検者に照射する放射線のエネルギーや量，人体を透過した放射線が検出器に届くまでの距離，さらには検出器の感度を考慮した上で，放射線を被検者に照射する必要があるが，それらのノウハウを凝縮した技術が放射線技術と呼ぶものである。日本では早い時期からこの放射線技術を学問としてとらえ，昭和初期の1940年代には，日本で放射線技師職人として働いていた人々が，互いの知恵と技術を出し合って，日本放射線技術学会という学術団体を立ち上げた。その動きは世界に先んじており，そのことが現在の世界における日本の診療放射線技師の優位性を生み出したと考える。その後，欧米を中心に放射線治療分野での治療計画と線量測定において放射線治療医へのサポートを専門とする技術者の育成が必要となった1950年代に，医学物理士という職業が生まれ，世界の多くの医療機関では放射線治療を実施するためには医学物理士の存在が必要となった。しかしながら，その頃には，日本では診療放射線技師が，欧米では放射線治療の際に医学物理士が行うべきことを，日常の業務の中ですでに実践していた。その後，放射線機器の発展に伴い，被検者の被ばく管理や画像の精度管理を目的として，核医学や診断といった分野が医学物理士の研究の範疇に含まれるようになったが，これらについても，日本では，その前から診療放射線技師が研究として取り扱っていた。

このように，世界における医学物理学と日本における放射線技術学は，名称は違っていても内容は非常に重複している。ただ，実際に患者さんに接する機会を持つ診療放射線技師として，被検者にとって安全で安心な放射線検査の実施を研究のエッセンスとして取り込むことができるというのが放射線技術学研究の利点であり，医学物理学研究との相違点ではないかと考える。しかし，学術研究の実践という観点から考えると，医療機関で診療業務の傍らに時間を割いて研究を行っている診療放射線技師と，機器や精度管理といった研究に密接につながっていることを日々の仕事とする医学物理士とでは，医学物理士の方が研究に対する意識が高い場合が多く，その結果として，放射線技術学という研究分野は世界的に軽視される傾向にあるように考える。

日本放射線技術学会80周年の歩み

前項で述べたように，JSRTは1942年（昭和17年）に，その当時，放射線技術に関する相互の情報交換と，技術向上を目的として全国に存在していた集団（東京に本部を置いていた「日本レントゲン協会」，関西を主軸としていた「日本放射線技術学会」，九州の「九州医学放射線技術学会」，東北の「東北レントゲン学会」，中部の「中部レントゲン協会」など）が大同団結し，全国統一する形で創立された。しかし，この創立のきっかけとなったのは，その2年前の1940年に，放射線医学を主体とする医師によって結成された2つの団体「日本レントゲン学会」と「日本放射線医学会」が1つになって，「日本医学放射線学会」（JRS）を創立したことにある。それまでも放射線科医と診療放射線技師は徒弟関係にあったので，放射線科医の学会が統一されたことを受けて，技師の学会も全国統一するようになったというのは自然の流れであろう。事実，JSRTの創立後も5年間は技術学会の代表は副会長で，JRSの歴代の会長を名誉会長として迎え入れていた。さらに，年に一度開催されていた総会および会員研究発

表会も，JRSの開催に合わせた併催であり，その後のJapan Federation of Medical Congress Promotion（JMCP，1988～2001年），そして現在のJapan Radiology Congress（JRC，2002年～）へと続く流れがその当時から出来上がっていた。

JSRTの創立以来80年の間には，放射線診療体制にも大きな変化がいくつも生じた。当初は一般撮影と透視が主であった放射線診療に，放射線治療や核医学検査が加わり，診断部門にはCTやMRが導入され，放射線技術学が対象とする研究の範疇も飛躍的に広がった。特にアナログの時代（～1990年代）には，増感紙−フィルムシステムを中心として，現像処理や自動現像機管理が診療放射線技師の仕事における割合が比較的高く，放射線技術学研究も盛んに行われていたが，1990年代以降にデジタル時代に移行してからは，医療情報に加えて，コンピュータによる画像処理が研究に占める割合が高くなってきた。現在，JSRTには，画像，核医学，計測，撮影（CT，MRを含む），放射線治療，防護，医療情報の7つの専門部会があり，各分野におけるエキスパート育成のための教育企画や，学会発表や論文投稿といった研究活動の啓発に取り組んでいる。放射線医学の世界と同様に，日々進化し続ける放射線診療に対応するためには，放射線技術学研究の実践が必須であり，放射線技術学の世界をリードしていくための人材の育成が，JSRTにとってはいつの時代にあっても大きな目標となっている。

これからの10年に向けた過去10年間の取り組み

放射線技術学研究は，医学と比べて歴史が浅いために，（放射線技術学の）研究者が少ない，指導者が少ない，文献や論文が少ないなど，技術の進歩に学問が追い付いていないという印象がある。そのため，JSRTを真の学術団体としてさらに成熟させるために，これからの10年に向けて，過去10年の間に多くのことを学会事業として始め，また，取り組んできた。

まず，学術団体としての社会的な信頼を確かなものにするため，2011年に，それまで一般社団法人であったJSRTを公益社団法人化した。このことにより，税制上の優遇措置が受けられることになり，長期的に見た場合の学会運営の基盤を確立した。

学会の国際化に関しては，冒頭に述べたように，放射線技術学というのは日本が世界をリードしている学問であるが，日本で独自に進化した学問であるために世界における認知度は高くない。また，JSRTがJRSと日本医学物理学会（JSMP），そして，日本画像医療システム工業会（JIRA）と共同開催しているJRCを，北米放射線学会（RSNA），ヨーロッパ放射線学会（ECR）に次ぐ世界第3の放射線医学関連の国際学会に育て上げることは，開催団体すべてにとっての目標である。そこで，そのJRCに海外から参加する研究者が日本での研究成果を学ぶことができるように，そして，JSRTの会員が，おのおのの研究成果をもっと海外に発信できるようにするため，学会スライドの100％英語化と英語発表の推進のための5年計画を2014年に開始した。その内容は，国際化のために必要な発表の英語化を達成するために，第72回総会学術大会（2016年4月）までに発表スライドと電子ポスターを全面英語化すること，第74回総会学術大会（2018年4月）までに口述研究発表の50％を英語発表とすること，の2点で，どちらも目標年度までに達成することができた。その後，口述発表の50％を英語化することについては，2011年から4回にわたり実施してきた国際放射線技術科学会議（International Conference on Radiological Science and Technology：ICRST）と併合させ，なおかつJSMPとの共同開催という形で，2022年のJRCからInternational Conference on Radiological Physics and Technology（ICRPT）をスタートさせた。これまでは海外の研究者からの演題受付において，同じような研究内容でありながら，JSMPとJSRTとで窓口が2つあって混乱が生じやすいといった問題があったが，今後はJSMPとJSRTとで受け入れ窓口を一本化した国際会議として発

展していくであろうことを期待している。

学術団体として，年に2回開催される総会と秋季の学術大会で発表される研究演題の審査は，その後の論文投稿につながる重要なプロセスである。以前までは，大会ごとにプログラム委員会のメンバーを招集し，その審査を行っていたが，審査員が変更されることにより，年ごとに審査基準が変化してしまう危険性がある。そこで，JSRTでは，2011年から演題審査を行う委員会を常設し，2013年からはプログラム委員会を新規に設置した。このプログラム委員会では，専門分野ごとにセッションの組分けや演題採択の可否をまとめるプログラム委員を配置し，そこにさらに審査員を置くことで，演題審査におけるダブルブラインドの査読を実施するようにした。そして，委員および審査員の任期を原則として4年として，2年ごとにその半数を入れ替えることで，年ごとの演題審査基準の整合性と継続性を担保した。

私が研究員として米国のシカゴ大学で勤務していた頃（2001～2009年）には，すでに米国内では，研究倫理に対する審査が厳しい基準で実施されていたが，2010年当時のJSRTには，学術大会への応募演題に対する倫理審査は行われておらず，そもそも倫理規定や倫理審査委員会というのがJSRT内には存在していなかった。そこで，2012年には学会の倫理規定を，2013年には倫理規定ガイドラインを新規に作成し，それに合わせて全国各支部に倫理相談員を配置し，学術大会への応募演題に対する倫理審査を開始した。会員の多くが倫理審査や利益相反といった言葉になじみが少なかったため，倫理審査の開始当初は，患者さんの個人情報を取り扱うのに所属機関の倫理承認を得ていない研究が少なからずあり，そのために不採択となった演題もあったが，10年を経た現在では，会員の中の研究倫理に対する理解が進んだと考える。当初は少しあいまいであった学会の倫理規定も，今年（2023年）からは大幅に見直され，国際的な基準に準じた内容となり，共同で学術大会を開催する他団体と共用できる形への改訂に関する検討が進んでいる。

以上は，過去10年間（正確には12年

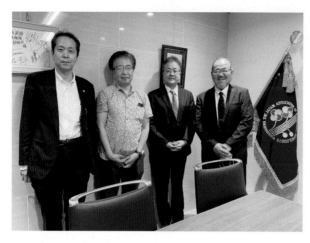

図1 放射線診療4団体連絡協議会の第1回目会議
左から上田克彦JART会長，井田正博JCR理事長，青木茂樹JRS理事長，白石順二JSRT代表理事（いずれも当時）

間）に整備されてきたJSRTの新たな事業の一部であるが，導入当初は時期尚早と考えられていたことでも，現在の状況から考えると，ほかの学術団体に先駆けて取り入れた多くのことがJSRTとしての先見性を示しており，これからの10年において，学術団体としてさらに発展していくための基盤が形成されたと確信している。

日本の放射線診療体制における日本放射線技術学会の役割

最後に，今回の特集の本題である「放射線診療体制の今日の動向を探る」におけるJSRTの役割について，この春の日本医学会総会2023東京博覧会への出展を例に挙げて述べる。

前述のように，JSRTは，JRCにおいて，JRS，JSMP，そしてJIRAとの共同開催で毎年4月に学術大会を開催している。そして，JRCの運営のために各団体の代表が参加して行われるJRC理事会では，JRCの開催だけでなく，参加団体に関係するさまざまなことに関しての協議が行われている。さらに，このJRCとは別に，JRS，日本放射線科専門医会・医会（JCR），日本診療放射線技師会（JART），そしてJSRTとの放射線診療関係の4団体で構成される放射線診療4団体連絡協議会（以下，4団体協議会）を2020年6月に発足し，国民に対して安全で安心できる放射線診療を届けることを目標として，さまざまな課題について話し合う場を設けている

（図1：第1回目の4団体協議会，2021年7月）。

この4団体協議会を開始して，最初に協働して取り組んでいるプロジェクトが，小児の生殖腺（性腺）防護の見直しについてである。この生殖腺防護の見直しの詳細については，前述のように，今年の4月に東京で開催される日本医学会総会2023東京博覧会にJRCと4団体協議会との合同で展示されているものや，JSRT，JARTの学術大会で開催されたシンポジウムなどを参照していただくとして，このプロジェクトにおける4団体の役割分担について考察する。

放射線診療を実施する上で，チームリーダーは放射線科医であり，放射線科医が診断・治療を行うために，最適な画像や診断に必要な情報を提供するのが診療放射線技師である。世界的に日々変化していく放射線診療に対してアンテナを張り巡らし，そこで得られた情報を，放射線科医，または診療放射線技師に提供する役割を果たすのは，この4団体協議会ではJCRとJARTということになる。生殖腺防護については，数年以上前から欧米で見直しに対する議論が高まり，今日では世界の多くの組織で小児の生殖腺防護をなくす方向に向かっている。この世界の流れは，当然，日本にも反映させるべきであるが，日本は世界で唯一の被ばく国であるために，国民の放射線に対する敏感さには特別なものがあるので，必要と考えられて実施されていた生殖腺防護をやめてしまうことに対しては，患者さんだけでなく，それを実践する医療従事者からも強

い反対意見が出ることが容易に想像できる。そのため，4団体協議会としてこのプロジェクトを実現させるために計画していることは，われわれが中心となって，医師会，看護師協会，および関連する医学会（整形外科，小児科，外科など）から生殖腺防護の見直しに関するコンセンサスを得て，その上で，厚生労働省に働きかけて，全国の医療機関に対して，一斉に「生殖腺防護の見直し」に関する通達を発信してもらい，それと同時に一般市民への広報を行うということである。その際，このプロジェクトの有用性を他団体に説明するためには，放射線防護に関する正しい知識と，生殖腺防護の見直しに伴う安全性の確保に対するデータが必要となるが，そうした放射線技術学に基づく基本的なデータを提供するのがJSRTの役割で，そのデータに関連した臨床的かつ学術的なエビデンスを提供するのがJRSの役割となる。JSRTは学術団体であるため，政策・施策に関係するような政府との結びつきは強くないので，そこは職能団体であるJARTがカバーする協力体制となっている。

今後，放射線診療においてさまざまな課題が生じたとしても，「生殖腺防護の見直し」の中で見られるように，4団体協議会が中心になって，国民に安全で安心できる放射線診療を提供するという目標の下に，一致団結して取り組むことで，国民の放射線診療に対する無用な不安は少しずつ取り除かれ，さまざまな疾患の早期発見・治療に放射線診療が効果的に利用される未来が訪れるであろう。

Beyond *BRCA*, そしてMGPT
〜幅広い遺伝性腫瘍と未発症者も対象にした遺伝医療のプレシジョン・メディシンをめざして
厚労科研研究班の活動を振り返り，これからを展望する

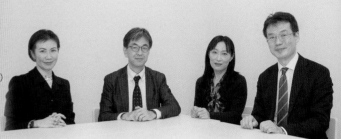

出席　厚生労働科学研究費補助金（がん対策推進総合研究事業）
「ゲノム情報を活用した遺伝性腫瘍の先制的医療提供体制の整備に
関する研究」班

（研究代表者）
櫻井　晃洋（札幌医科大学医学部遺伝医学 教授）
平沢　　晃（岡山大学学術研究院医歯薬学域臨床遺伝子医療学分野 教授）
鈴木　美慧（聖路加国際病院遺伝診療センター 認定遺伝カウンセラー）
（司会）
吉田　玲子（昭和大学臨床ゲノム研究所 講師）

がん診療において，生殖細胞系列（germline）の遺伝情報を基にリスクの高さやがんの表現型を推定し，術式，予防医療，薬剤の選択を行うプレシジョン・メディシンが展開されている。国内では，2020年に遺伝性乳癌卵巣癌症候群（HBOC）診療の一部が保険収載され，*BRCA 1/2* の遺伝学的検査や遺伝カウンセリングが臨床で活用されるようになっている。厚労科研研究「ゲノム情報を活用した遺伝性腫瘍の先制的医療提供体制の整備に関する研究」班（櫻井班）では，HBOCに限らず多くの遺伝性腫瘍を対象に，また，発症者だけでなく未発症者も含めた遺伝医療の提供，診療の標準化をめざして研究に取り組んできた。2023年3月の研究期間終了を前に櫻井班メンバーが集い，遺伝性腫瘍多遺伝子パネル検査（MGPT）をテーマとした第3回厚労科研研究班Webセミナーの内容を振り返りながら研究を総括するとともに，遺伝性腫瘍診療のこれからについて語り合った。

櫻井班の概要と遺伝医療への関心の高まり

（司会）吉田：本日の座談会では，2022年11月23日に開催した第3回厚労科研研究班Webセミナーの内容を振り返りながら，遺伝性腫瘍におけるMGPTの課題や櫻井班の活動の成果について意見を交わしたいと思います。はじめに研究代表者の櫻井先生より研究班についてご紹介をお願いします。

櫻井：遺伝性腫瘍診療の歴史としては，多くの遺伝性腫瘍原因遺伝子が1990年代に単離され，日本では2000年に臨床研究として，2006年に自費診療として *BRCA* 遺伝学的検査が開始されました。2012年に日本HBOCコンソーシアムが設立され，2016年

から日本遺伝性乳癌卵巣癌総合診療制度機構（JOHBOC）が事業を引き継ぎ，HBOC診療体制の整備・拡充や調査研究を行っています。保険診療の動きとしては，2016年に甲状腺髄様がん（*RET* 遺伝子）と網膜芽細胞腫（*RB1* 遺伝子）の遺伝学的検査が初めて保険収載され，2018年にコンパニオン診断[*1]，そして，2020年にHBOC診断を目的とした *BRCA* 検査が保険収載されました。MGPTは2017年に日本に導入されましたが，臨床で使うようになったのはここ2〜3年のことだと思います。

　厚労科研研究班としては，2014〜2017年の「わが国における遺伝性乳癌卵巣癌の臨床遺伝学的特徴の解明と遺伝子情報を用いた生命予後の改善に関する研究」班（研究代表：順天堂大学・新井正美）が日本におけるHBOCの実態解明をテーマに情報収集を行い，その成果を基に2017〜2020年に私が研究代表を務めた「ゲノム情報を活用した遺伝性乳癌卵巣癌診療の標準化と先制医療実装に向けたエビデンスの構築に関する研究」班が診療の標準化，エビデンスの蓄積をテーマに研究に取り組みました。続く2020〜2023年の櫻井班では，HBOCに限らず多くの遺伝性腫瘍を対象とし，かつ，未発症の方にも医療を提供することをめざして研究を進めてきました。

　櫻井班では，「国内実態調査」「遺伝学的検査」「遺伝医療体制の整備」「予防医療の実装」「ゲノム医療」の5つを研究の柱とし，遺伝性腫瘍診療の標準化と均てん化をめざしています（図1）。活動周知のためにWebセミナー[*2]を企画し，第1回

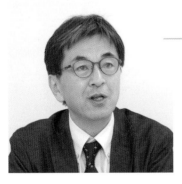

櫻井　晃洋 氏
（さくらい　あきひろ）

札幌医科大学医学部遺伝医学
1984年 新潟大学卒業。信州大学老年医学講座（内分泌内科），同遺伝医学・予防医学講座を経て，2013年から現職。日本遺伝カウンセリング学会理事長，日本人類遺伝学会理事，日本遺伝子診療学会理事，日本内分泌学会理事・北海道支部長。

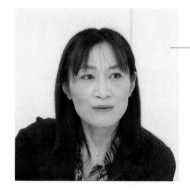

吉田 玲子 氏
（よしだ　れいこ）

昭和大学臨床ゲノム研究所

2002年 日本医科大学卒業。がん研有明病院乳腺センター，昭和大学乳腺外科，がん研有明病院遺伝子診療部を経て，現職。臨床遺伝指導医・専門医，遺伝性腫瘍指導医・専門医，外科専門医，乳腺専門医。遺伝性腫瘍のうち，特にHBOCをサブスペシャリティとする。

（2021年3月13日）はMRIサーベイランスについて，第2回（2021年8月7日）では「遺伝性乳癌卵巣癌（HBOC）診療ガイドライン」[1]の解説をテーマに開催し，多くの方にご参加いただきました。そして，2022年7月には，当事者や一般の方向けのガイドブック『遺伝性乳がん卵巣がんを知ろう！』[2]を発行することができました。また，研究者や医療者はもちろん，一般の方も対象にした研究班のWebサイト（https://www.geneticsinfo.jp）も立ち上げました。

（司会）吉田： Webセミナーでは視聴者にアンケートを行いました。第1回の視聴者は，51%が医師で，遺伝カウンセラーや看護師，診療放射線技師にも多く参加いただきました。セミナーで取り上げてほしいテーマとしては，HBOCだけでなく，約6割の方が「HBOC以外の遺伝性腫瘍症候群」を希望していました。第2回では，ガイドライン委員長と各領域リーダーにガイドラインの内容について解説していただき，ライブ／アーカイブ配信を合わせて1380人もの方の参加がありました。アンケートでは，セミナーで取り上げてほしい課題領域として「HBOC以外の遺伝性腫瘍症候群」が最も多く，内容としては「未発症者を含む遺伝診療体制」「サーベイランスを含む医学的管理」「医学的検査と解釈」「MGPT」が多い結果となりました。これを受け，第3回のWebセミナーでは，HBOCにとどまらない "Beyond BRCA"，そして未発症の方も含めた遺伝診療をテーマに取り上げました。視聴者数はライブ／アーカイブ配信を合わせて754人で，アンケートでは，今後もMGPTセミナーを開催してほしい（76.8%），MGPTのガイドラインがあるとよい（68.8%），MGPT保険収載を希望（63.8%）の結果が得られました。

櫻井： アンケートでは未発症者やサーベイランスへの関心の高さがうかがえますが，そういった意識を持つ方が増えてきたことは私たちも感じています。また，少し前まではこのようなセミナーに参加する医師は遺伝が専門の医師が多かったのですが，現在は乳腺外科や婦人科の医師にも多く参加いただくようになり，一般診療化していることを実感します。

鈴木： 看護師も一定程度参加していて，診療現場でコンパニオン診断が実施されつつある中で，患者さん対応のために課題感を持ってくれているのだと思います。乳がん看護認定看護師などが多いと思うのですが，自施設へ情報を持ち帰って現場教育に生かしてくれているのではないでしょうか。

櫻井： アンケートでは，研究班への要望として，一般の医師に対する遺伝に関する教育システムの検討という回答がありました。現在のモデル・コア・カリキュラムでは遺伝の基礎を学ぶようになっていますが，医師の生涯教育にどうやって取り込んでいくかは課題の一つだと思います。

国内におけるMGPTの状況

（司会）吉田： 第3回Webセミナーでは，わが国におけるMGPTの医療実装に向けて，現在の動向や有用性のエビデンス，課題および診療体制について4題の発表がありました。私は，「国内のMGPTの動向〜アンケート調査・臨床検査会社調査より」というテーマで発表し，MGPTの現状を知るためにJOHBOC認定施設に対して行ったアンケート調査の結果と，国内の臨床検査会社の状況を報告しました。

米国では2013年にMGPTが開始されており，2014年下半期からは乳がん患者に対しては*BRCA*単独検査よりもMGPTの方が増え，現在では，乳がん，卵巣がん患者の9割でMGPTが行われています。今回の国内アンケート調査は遺伝診療に関心が高い施設が対象となっていますが，回答のあった81施設中46施設でMGPTを実施していました。ただし，施行数としては自費診療ということもあり，年間6件以上行っている施設は非常に少ない状況です。

MGPTには，10種以上

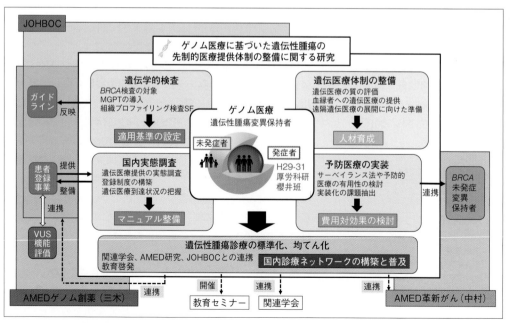

図1　櫻井班の研究概要

の遺伝子を調べるがん種特異的MGPTや数十種以上の遺伝子を調べる汎がん種MGPTがあり，臨床検査会社によって扱っている商品は多種多様です。今回，国内で遺伝性腫瘍のMGPTを提供するACTmed社，Ambry Genetics社を傘下に置くコニカミノルタREALM社，Igenomix社，Labcorp社のMGPT商品を調査しました（図2）。取り扱っているMGPTの種類はさまざまで，調べる遺伝子の数は1桁のものから200を超えるものまであります。ACTmed社は汎がん種MGPTのみ（全エクソーム解析を行い，該当遺伝子の結果を報告）で，ほか3社はがん種ごとのラインアップもそろえていました。

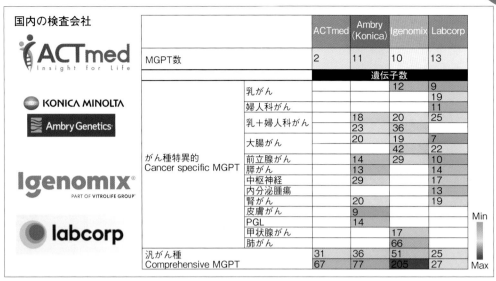

図2　国内検査会社4社のMGPT商品で調べる遺伝子数

国内の検査会社		ACTmed	Ambry (Konica)	Igenomix	Labcorp
MGPT数		2	11	10	13
		遺伝子数			
がん種特異的 Cancer specific MGPT	乳がん			12	9
					19
	婦人科がん				11
	乳＋婦人科がん		18	20	25
			23	36	
	大腸がん		20	19	7
				42	22
	前立腺がん		14	29	10
	膵がん		13		14
	中枢神経		29		17
	内分泌腫瘍				13
	腎がん		20		19
	皮膚がん		9		
	PGL		14		
	甲状腺がん			17	
	肺がん			66	
汎がん種 Comprehensive MGPT		31	36	51	25
		67	77	205	27

（Min → Max のグレースケール凡例あり）

アンケートでMGPT施行施設が契約している検査の種類について聞いたところ，最も多いのが乳がん関連遺伝子（87％）で，次いで消化器がん関連遺伝子と汎がん種遺伝子（60.9％）でした。また，多くの施設が複数のMGPTを契約していました（中央値3）。契約が1つだけという施設も9施設あり，おそらく診療科単位で扱っているものと思われます。

平沢：私たちの施設では，可能なかぎり多くの診断薬メーカーのMGPTとシングルサイト検査[*3]を入れています。精度管理上，血縁者は発端者と同じ検査法で行うことが望ましいため，あらゆる状況に対応することをめざしています。

（司会）吉田：複数のMGPTを契約している場合に，何を基準に使用するMGPTを選びますか。

平沢：遺伝子の種類・数や解析方法を重視しますが，保険未収載のため値段も選定する根拠となります。MSI検査[*4]陽性でリンチ症候群疑いであればMMR[*5]遺伝子を含む診断キットにするなど，目的に合わせて選択しています。また，バリアントの解釈などに対する問い合わせに柔軟に対応してもらえる衛生検査所や診断薬メーカーが望ましいと考えます。

鈴木：検査を選ぶクライアント側と医療者側とで視点や感覚がイコールではないので，難しいですよね。例えば，同じ値段であればより多くの遺伝子を調べられる方がいいのではと言われることもあります。クライアントには各社の検査について，調べる遺伝子や価格を一覧にした表を見てもらい，細かく説明して選んでもらっています。「あなたの家族歴だとこれが適しています」と勧めたりもしますね。クライアントにはよく「携帯の契約みたい」と言われます。でも，携帯と違って乗り換えはなく，基本的に一生に1回の検査です。がん種特異的な背景があり，選びやすいクライアントが多いですが，家族歴がなく若年なので広く検査したいと，汎がん種MGPTを選ぶ方もいます。

櫻井：現時点では汎がん種MGPTも比較的安価に提供されているので，そちらを選ぶ傾向もありますが，そこまで必要かなと思うこともあります。

（司会）吉田：発症者なのか未発症者なのかでも変わってきますね。アンケート調査でMGPTを施行したクライアントについて聞いたところ，最も多いのが乳がん発症者，次いで消化器がん発症者，そして3番目ががん未発症者でした。未発症者への施行が思ったよりも多く，未発症者がどうやってMGPTにたどり着いたのかも気になります。米国のクライアントは未発症者が最も多いのですが，米国ではシングルサイト検査が多い一方で，日本の未発症者クライアントには血縁者はほぼ含まれていないと思われます。これには保険制度も影響しているでしょう。

"クライアントの生涯を診る"遺伝医療の視点

（司会）吉田：MGPTの施行理由については，「*BRCA*検査陰性で，*BRCA*以外の遺伝性腫瘍が疑われた場合」が74.4％と最も多く，次いで「MSIやMMR検査の結果，リンチ症候群以外の遺伝性腫瘍が疑われた場合」（23.3％），「*APC*[*6]以外の遺伝性ポリポーシスが疑われた場合」（18.6％）です。その次に「MyChoice検査[*7]が陽性で，*BRCA*以外の遺伝性腫瘍が疑われた場合」（11.6％）が続きますが，これはhigh-grade serous（漿液性腺癌）などで施行されたものと思われます。

平沢：卵巣がん（卵管がん・腹膜がんを含む）は検査前予測確率約15％で*BRCA 1/2*陽性となるため，HBOC診療ガイドライン（2021年版）でも全例に施行するよう示されています。本来であれば治療法選択のためのMyChoice検査の前に，全例にHBOC診断目的で*BRCA 1/2*遺伝学的検査を行うべきです。

鈴木：婦人科でコンパニオン診断目的に行ったMyChoice検査が陽性で，さらにMGPTを行うというのは金銭的かつ心理的なハードルがあり，MGPTにつながりにくいと思います。でも，時間が空いてしまうと検査されずに終わってしまうので，タイムラグなくMGPTを提供できるのが理想です。

平沢：消化器がん発症者へのMGPT施行が多いことからも，

必要性を感じている医療者が多いのだと思います。

（司会）吉田：ポリポーシスのような特徴的な表現型だと，遺伝に関心のある消化器科の医師はAPC陰性だけれど本当に大丈夫かと心配して，「クライエントを説得してMGPTを施行してほしい」と依頼されることも多いですね。ポリポーシスでもAFAP*8だとAPC陰性になるケースが多く，どのように対応すべきか迷いますね。

鈴木：施行理由として「BRCA検査陰性で，BRCA以外の遺伝性腫瘍が疑われた場合」が最も多いですが，BRCAを二度調べていると考えると医療経済的な損害を感じます。BRCA以外の遺伝性腫瘍を疑う背景があるなら，最初からMGPTを行った方がいいかもしれません。

平沢：同感です。

（司会）吉田：卵巣がんは2020年にBRCA病的バリアントの有無によらずオラパリブの投与が可能になってから，BRCA検査が減っていると感じます。あとからFoundationOne検査*9でBRCA陽性が見つかったりしていますね。

平沢：卵巣がんの診断がついてBRCA検査を施行しないのは，検査前予測確率約15%の疾患（HBOC）を見逃すことになります。卵巣がんでは診断がついた時点で，全例にBRCA1/2遺伝学的検査を行うのが望ましいです。

（司会）吉田：一方，乳がんについては，2022年8月にオラパリブがBRCA陽性かつHER2陰性のアジュバント（術後薬物療法）に適用拡大されたことを受け，治療に直結することからBRCA検査が増えていると感じます。

平沢：担当医とクライエント，その血縁者が情報を共有するのは，早ければ早いほど効果があります。

櫻井：ただ，乳腺外科で行われるBRCA検査の陽性率は相当低いですよね*10。アジュバント目的だと"陽性を探す検査"になるため，同じように陰性がデフォルトの術前心電図などとは違って，検査へのモチベーションが徐々に下がってしまうことが課題だと思います。

平沢：治療と考えると陽性探しが目的になりますが，体質を知るためと考えれば病的バリアントが同定されなかったというのも重要な結果で，知るメリットは大きいです。

鈴木：そういう意味では，私たち遺伝に携わる医療者が"クライエントの生涯を診る"という視点をしっかりと持ち，各診療科で遺伝子検査を行うにしても，治療の視点に引っ張られすぎないようにすることが大切だと思います。

国内のMGPT

Gene	Guideline (Japan)
APC	遺伝性大腸癌診療ガイドライン
ATM	
AXIN2	
BARD1	
BLM	
BMPR1A	小児・成人のための若年性ポリポーシス症候群診療ガイドライン
BRCA1	遺伝性乳癌卵巣癌症候群（HBOC）ガイドライン
BRCA2	遺伝性乳癌卵巣癌症候群（HBOC）ガイドライン
BRIP1	
CDH1	
CDKN2A	
CHEK2	
EPCAM	遺伝性大腸癌診療ガイドライン
GALNT12	
GREM1	
MLH1	遺伝性大腸癌診療ガイドライン
MSH2	遺伝性大腸癌診療ガイドライン
MSH6	遺伝性大腸癌診療ガイドライン
MUTYH	
NBN	
NF1	神経線維腫症1型（レックリングハウゼン病）診療ガイドライン
NTHL1	
PALB2	
PMS2	遺伝性大腸癌診療ガイドライン
POLD1	
POLE	
PTEN	小児・成人のためのCowden症候群/PTEN過誤腫症候群診療ガイドライン
RAD51C	
RAD51D	
RNF43	
RPS20	
SMAD4	小児・成人のための若年性ポリポーシス症候群診療ガイドライン
STK11	小児・成人のためのPeutz-Jeghers症候群診療ガイドライン
TP53	リー・フラウメニ症候群の診療ガイドライン
MEN1	多発性内分泌腫瘍症診断の手引き
RB1	小児がん診療ガイドライン
RET	多発性内分泌腫瘍症診断の手引き
VHL	フォン・ヒッペル・リンドウ（VHL）病診療ガイドライン

		ACTmed	Ambry (Konica)	igenomix	Labcorp
MGPT数		2	11		13
		国内ガイドライン掲載遺伝子数/遺伝子数			
がん種特異的 Cancer specific MGPT	乳がん			50%	56%
	婦人科がん				32%
					82%
	乳＋婦人科がん		56%	50%	44%
				48%	33%
	大腸がん		55%	42%	86%
				29%	55%
	前立腺がん		57%	28%	60%
	膵がん		77%		79%
	中枢神経		38%		59%
	内分泌腫瘍				38%
	腎がん		40%		32%
	皮膚がん		44%		
	PGL		29%		
	甲状腺がん			24%	
	肺がん			14%	
汎がん種 Comprehensive MGPT		48%	39%	35%	40%
		27%	23%	9%	44%

図3　遺伝子ごとの国内ガイドライン一覧（左）とMGPTで調べる遺伝子の国内ガイドライン掲載率（右）

「あいまい性」の理解やリスク管理がMGPTの課題

（司会）吉田：アンケートでは，「MGPTを施行する部門」についても聞いていますが，やはり臓器横断的ということで，約9割が遺伝診療部門でした。また，「ガイドラインに掲載のない遺伝子の病的バリアントが検出された場合のリスク管理の方針」については，NCCNガイドラインを使用するが9割以上，次いで，知り合いの遺伝の専門家に相談するが約4割でした。

鈴木：臨床検査会社に，検査結果の提供時にリスク管理に役立つ情報の提供をリクエストしたことがあるのですが，実現には至っていません。企業としては対応が難しいのでしょうか。

平沢：報告書は認証を受けた様式になっており，簡単に変更できないのだと思いますが，衛生検査所へは，当事者にわかりやすい付属の報告書などを添付するなどの改善も期待しています。

（司会）吉田：アンケートでも，MGPTの課題については検査費用が高いという回答のほか，「リスク管理が不明な遺伝子が含まれている」「VUS*11率が高い」「自施設で対応できないリスク管理がある」「浸透率*12が低い遺伝子が含まれている」などの回答が多く，病的バリアントが認められた場合のリスク管理に課題を感じている様子がうかがえます。

櫻井：VUS率が高いというのは，ほかの課題と違って解決できないことです。2022年に改定された「医療における遺伝学的検査・診断に関するガイドライン」3)でも遺伝情報の特性として「あいまい性」が追加されていますが，VUS率が高いこと自体が課題なのではなく，VUSがどういうもので，どう対応するのかという意識・知識をいかに共有するかが課題と言えます。

（司会）吉田：リスク管理においてはガイドラインが重要ですが，図3右に検査会社4社のMGPTで調べる遺伝子のうち何%が国内のガイドラインに掲載されているかをまとめました。扱っている遺伝子数に違いがあるため，掲載率もかなりバラツキがあります。図3左は遺伝子ごとの国内のガイドライン一覧ですが，なかに

はあまり改定されていないものもあります。各ガイドラインを継続して改定していくことは大変なので，分野を広げたガイドラインがあるといいのではないかと思います。アンケートでも，MGPT頻出遺伝子を扱ったガイドラインが必要との回答が99％でした。また，MGPTの保険収載についても91％が必要と答えています。

MGPT活用に求められるガイドライン整備

（司会）吉田：次に，平沢先生より第3回Webセミナーでのご講演「実地診療から考えるMGPTの有用性と課題」についてご紹介いただきます。

平沢：MGPTはランダム化比較試験や大規模研究が難しいため，有用性を示すためには症例報告などの積み重ねも大切です。WebセミナーではMGPTが有用だった症例を報告しました。また，併せてENIGMAコンソーシアムが2018年に報告した，日本を含む世界20か国・61センターを対象とした「BRCA1/2以外の乳癌・卵巣癌関連16遺伝子の遺伝学的検査と診療ガイドラインに関する実態調査」[4]を紹介しました。ENIGMAの調査によると，16遺伝子すべてにおいて単一遺伝子検査よりもMGPTが多く行われていました。また，13遺伝子については，約9割が「ガイドラインが整備されている」と回答しました（図4）。日本では16遺伝子のうち，TP53，PTEN，STK11，NF1，MEN1以外はガイドラインが未整備の状態で，人口の少ないチェコやデンマークでも日本以上にガイドラインが整備されています。日本ではエビデンスがないとガイドラインを作れないのに対し，海外ではしっかりとした前向き臨床研究に基づくデータでなくても，まずはガイドラインを整備して運用しながらデータを作っているものと考えられます。こういった医療はエビデンスの構築に時間がかかるため，私たちも「歩きながら」整備していく必要があると思います。

MGPTはすでに，世界では広く活用されています。私たちはMGPTを聴診器や心電図と同じように考え，がん発症者でも未発症者でも，健診・予防医療でも保険診療でも，幅広い年代の方に活用できる位置づけにしなければならないと考えます。そのためには，医療者においてはエビデンスの構築とガイドライン作成，症例報告による有用性の提示，診断薬メーカーにおいては薬機法上の機器承認と国民への有用性の周知，当局においては遺伝科（仮称）として厚生労働省標榜診療科化と予防医療・先制医療に対する公的支援に取り組むことが，喫緊の課題と考えます。がんゲノム医療は，発症予防と未発症者を対象に実装されて初めて，国民のがん死低減が可能になります。

（司会）吉田：やはり，ガイドラインの早急な整備が求められますね。ENIGMAの調査報告にあるように，がん領域の検査は単一遺伝子からMGPTの時代へと移っていますが，全エクソーム解析が可能になり，これからgermlineの検査はどうなっていくと思いますか。

平沢：私は，全エクソーム解析や全ゲノム解析が実装されても，質が担保された臨床検査としてのMGPTは引き続き臨床的有用性があると考えます。

櫻井：がんゲノムではないですが，海外では全ゲノム

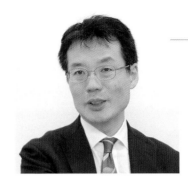

平沢 晃氏
（ひらさわ　あきら）

岡山大学学術研究院医歯薬学域臨床遺伝子医療学分野

1995年 慶應義塾大学卒業。慶應義塾大学産婦人科学などを経て，2018年から現職。日本人類遺伝学会理事，日本産科婦人科遺伝診療学会理事，日本遺伝性腫瘍学会理事などを務める。

を解析した結果がセット化されて，必要な情報だけ簡便に見られるサービスも提供されています。臨床現場を困らせてしまうような余分な情報が入らないがんパネルや循環器パネルには意味があり，種類は整理されつつもパネル検査はしばらく続くと思います。

鈴木：ようやくBRCAがどの病院の乳腺科でも検査に出せるようになりつつあり，今後は乳がん9遺伝子のMGPTのようなものが出てくるのではないでしょうか。

櫻井：汎がん種MGPTは遺伝医療部門で行い，各診療科では10遺伝子程度のミニパネルを臨床実装していくような役割分担になっていくかもしれません。

鈴木：そのような形で保険収載となった場合に，遺伝子検査を一生に1回に限って承認してしまうと，パネル検査を施行しにくくなってしまうため，保険収載のあり方の検討も重要になりますね。

診療体制構築に向けた説明ツールの開発

（司会）吉田：第3回のWebセミナーでは，鈴木先生に「MGPTの診療体制の構築と説明ツールの活用」をテーマに，説明ツール作成の背景や過程，作業工程などについてご報告いただきました。

鈴木：説明ツール作成のきっかけは，2016年度に研究ベースでMGPTを導入した際，検査前の説明資料や検査後に遺伝子に病的バリアントが見つかった場合に使える説明資料がなかったことです。その後，当施設でも自費診療として導入したり，検

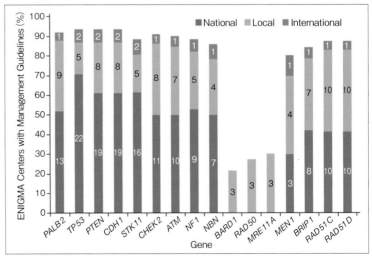

**図4　世界における16遺伝子のガイドライン整備状況
（ENIGMAコンソーシアム実態調査）**
（参考文献4）より引用転載）

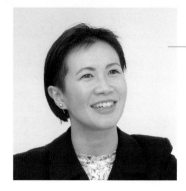

鈴木　美慧 氏
（ずずき　みさと）

聖路加国際病院遺伝診療センター
福島県出身。筑波大学生物学類
卒業。お茶の水女子大学大学院
にて修士号取得。認定遺伝カウ
ンセラー®として公益財団法人が
ん研有明病院乳腺外科，学校法
人聖路加国際病院遺伝診療セン
ターに勤務。遺伝性腫瘍の相談・
遺伝カウンセリングに従事。

査会社とやりとりをする中で，どの会社の検査でも使える汎用的な資料がないことが大きな課題だと感じました。そこで今回，櫻井班の皆さんと，検査会社や検査項目に関係なく，複数の診療科で利用できる検査前説明資料を15ページほどの冊子にまとめました（図5）。クライエントが理解しやすいように，原因遺伝子とがん発症リスクの説明では，低・中・高リスクというシンプルな表現にしています。これは，検査会社が示すような遺伝子ごとの発症頻度などのグラフは，クライエントの選択に直結しないと判断したためです。検査の種類の説明ではメリット・デメリットという言葉は使わず，MGPTと単一遺伝子検査の目的や特徴，費用などの比較表を示し，クライエント自身に検討をうながす内容にしています。また，検査で得られる結果と解釈，そして，不確実性という限界があることも記載して，検査前に理解を深めてもらうことをめざしました。

検査結果の説明資料については，どの遺伝子に病的バリアントが見つかるかわかりませんし，結果に合わせてその都度，自施設で遺伝子ごとの情報をまとめて資料を作るというのも，人的リソースや専門職・部門の有無の面で難しいと考えました。また，サーベイランスについては，自施設でできるものとできないものがあります。それを踏まえて考案したのが，Excelを活用したファクトシートです（図6）。55遺伝子に対応し，プルダウンから遺伝子名を選択するだけで，臓器ごとの一般的な日本人のがん発症率（参考）

や発症する可能性，対応方法が自動的に表示されます。もちろん結果の解釈は，クライエントのこれまでの治療内容や家族歴によって変わるため，医療スタッフと十分に相談の上，対応を検討することが大切であることをメッセージとして記載します。また，今後のサポートや院内外の連携，相談窓口先，担当者や検査結果説明日などの記載は各施設でカスタマイズできるようにしています。なお，ファクトシートに用いるデータは，MONSTAR-SCREEN-2[*13]のファクトシートより引用・抜粋しており，新しいデータに常に更新できるように工夫していく予定です。クライエントに渡す際には，遺伝子ごとに1枚の説明資料として印刷できます。

これら資料・ツールについては，希望する施設・部門を募り，実際に使用していただいてアンケート調査を実施するなど，実装に向けて取り組んでいきたいと思います。

MGPTの診療体制の構築に向けては，限られた人材・資材を有効に活用し，誰もが検査前後の説明にかかわれるように，教育の場や資料の準備が必要です。遺伝医療部門や認定遺伝カウンセラーは，遺伝の特性について相談してもらえる連携体制を作ることがより大切になってくると思います。医療者が感じる検査に対してのメリット・デメリットをクライエントが同じように理解し，共有できるかが非常に重要で，そのためにも資料やツールの作成を急いでいるところです。制作物の内容を継続的に更新していくことに加え，MGPTへの理解を深めるための教育・啓発のコンテンツやセミナーなどの場を作っていくことが必要だと考えています。

平沢：すばらしい取り組みだと思います。

（司会）吉田：このような取り組みでは，アップデートや継続性というのが課題になりますね。

鈴木：そうなんです。臓器別ガイドラインなどは，学会で数年に1回更新して内容をアップデートしていきますが，MGPTは臓器横断的なものなので，班研究終了後の継続方法も併せて検討しています。

（司会）吉田：さまざまな領域の臨床においてすぐに必要とされるツールであることを考えると，ある程度公的なサポートがあることが望ましいですね。継続させるためにはどのような可能性があるでしょうか。

櫻井：遺伝に関しては，基礎研究に軸足があるのが日本人類遺伝学会だとすれば，臨床実装に軸足を置くのが日本遺伝カウンセリング学会だと言えます。日本遺伝カウンセリング学会で，学会のプレゼンスを高めるという意味も含めて，その役割を担うことも考えたいと思います。

鈴木：日本遺伝カウンセリング学会のWebサイトでは，一般向けと医療者向けに資料室を設置しているので，そこで扱ってもらうことも検討したいですね。

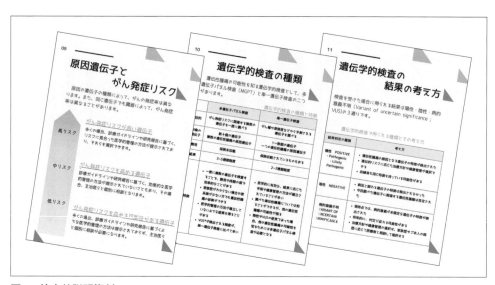

図5　検査前説明資料
＊ JOHBOCのWebサイト（http://johboc.jp）で公開予定（準備中）

遺伝性腫瘍診療のさらなる展開には活動母体が必要

（司会）吉田：座談会では，臓器も世代も横断する遺伝性腫瘍について，取り組みを継続していくことの重要性が改めて確認できたと思います。現時点ではまだ，継続するための適切な母体がない状況ですが，最後に厚労科研研究班にどのようなことが期待されているか，また，MGPT活用のために何が必要かについてコメントをいただけますでしょうか。

櫻井：研究班として2014年から9年間取り組んできた中で，MGPTが臨床に実装され，その活用のための課題が今ようやく見え始めたところだと思っています。やらなければいけない仕事，解決しなければならない課題がたくさんあり，それに取り組むためには活動母体が必要であると強く感じています。

平沢：わが国では，ガイドラインにおいて管理指針が定まっていない遺伝性腫瘍や，遺伝性腫瘍診断のための遺伝学的検査に関するガイドラインなどの整備が重要です。本研究班は2022年度末で終了しますが，今後はこのようなガイドラインを整備する継続研究班が必要と考えます。

櫻井：そうですね。ガイドラインという言葉にこだわらず，手引きでも指針でもいいので，まずはエキスパートオピニオンを発信していくことが重要だと思います。

鈴木：現在は，がんに限らずMGPTが利用されるようになっているので，それぞれの診療科が持つMGPTに対する価値観や足並みをそろえることも大切だと思います。診療科によって説明が異なってクライエントを困らせることがないように，統一的な説明資料が必要です。小児の難病などゲノム医療がかかわるところから広く意見を集めて資料の充実を図ることがクライエントや血縁者のためになっていくと思うので，そのような役割も研究班が担えるといいですね。

（司会）吉田：海外のガイドラインを翻訳するだけなく，国内におけるコンセンサスをとることが重要ですね。

櫻井：国内ではまだ，NCCNガイドラインの翻訳にとどまっている段階です。そこから一つ前に進めて，遺伝性腫瘍診療の標準化と均てん化を推進するには，主体となる組織が必要だと改めて感じています。 （2022年12月11日実施）

●参考文献
1）日本遺伝性乳癌卵巣癌総合診療制度機構（JOHBOC）：遺伝性乳癌卵巣癌（HBOC）診療ガイドライン2021年版.
https://johboc.jp/guidebook_2021/
2）厚生労働科学研究費補助金（がん対策推進総合研究事業）「ゲノム情報を活用した遺伝性腫瘍の先制的医療提供体制の整備に関する研究」班，日本遺伝性乳癌卵巣癌総合診療制度機構（JOHBOC）：みんなのためのガイドブック2022年版 遺伝性乳がん卵巣がんを知ろう！
https://johboc.jp/guidebook_g2022/
3）日本医学会：医療における遺伝学的検査・診断に関するガイドライン. 2022年3月改定.
https://jams.med.or.jp/guideline/genetics-diagnosis_2022.pdf
4）Nielsen, S.M., et al.：Genetic Testing and Clinical Management Practices for Variants in Non-*BRCA1/2* Breast (and Breast/Ovarian) Cancer Susceptibility Genes: An International Survey by the Evidence-Based Network for the Interpretation of Germline Mutant Alleles (ENIGMA) Clinical Working Group. *JCO Precis. Oncol.*, 2, 2018.
doi: 10.1200/PO.18.00091.

図6 遺伝子ごとのファクトシート（案）

＊1 コンパニオン診断：治療薬の効果や副作用を予測するための臨床検査
＊2 第1回「HBOC診療と乳癌サーベイランスにおけるMRIの役割」2021年3月13日開催，第2回「遺伝性乳癌卵巣癌（HBOC）診療ガイドライン2021年版の解説」2021年8月7日開催
＊3 シングルサイト検査：*BRCA1/2*で病的バリアントが検出された際の血縁者向け検査
＊4 MSI検査：マイクロサテライト不安定性（MSI）検査。DNA修復（ミスマッチ修復）システムの異常と関連する。
＊5 MMR：ミスマッチ修復
＊6 *APC*：家族性大腸腺腫症の原因遺伝子
＊7 MyChoice検査：HRD（DNA修復機構の一つである相同組換え修復に異常がある状態）および*BRCA1/2*遺伝子変異を検出する検査で，オラパリブの適応判断に用いられる（Myriad genetics社）
＊8 AFAP：attenuated familial adenomatous polyposis（軽症型の家族性大腸ポリポーシス）
＊9 FoundationOne検査：保険適用となっている固形がん患者を対象としたがんゲノム検査（Foundation Medicine社）
＊10 乳がん患者の*BRCA1/2*病的バリアント保持率は約3〜5％
＊11 VUS：臨床的意義が不明のバリアント
＊12 浸透率：病的バリアントの発現頻度
＊13 MONSTAR-SCREEN-2：肺がん以外の進行固形がんを対象にしたマルチオミクス解析の産学連携プロジェクト

●関連学会等
・日本遺伝性乳癌卵巣癌総合診療制度機構（JOHBOC）
http://johboc.jp/
・厚生労働科学研究費補助金がん対策推進総合研究事業「ゲノム情報を活用した遺伝性腫瘍の先制的医療提供体制の整備に関する研究」班
https://www.geneticsinfo.jp
・日本人類遺伝学会
https://jshg.jp
・日本遺伝カウンセリング学会
http://www.jsgc.jp

本記事はインナビネットでもご覧いただけます

泌尿器科手術におけるVRとメタバースの活用について

岡田　淳志*1／大橋　一也*2／杉本　真樹*3, 4／谷口　直嗣*4／林　　知樹*1
野田　祐介*1／岡田　朋記*1／茶谷　亮輔*1／河瀬　健吾*1／永井　　隆*1
加藤　大貴*1／太田　裕也*1／杉野　輝明*1／海野　　怜*1／岩月正一郎*1
惠谷　俊紀*1／田口　和己*1／内木　　拓*1／濵本　周造*1／河合　憲康*1
戸澤　啓一*1／安井　孝周*1

*1 名古屋市立大学大学院医学研究科腎・泌尿器科学分野　*2 名古屋市立大学病院中央放射線部　*3 帝京大学冲永総合研究所　*4 Holoeyes株式会社

　泌尿器科学は，主に尿路系，生殖器系について診療・研究を行う医学の一分野と定義され[1]，扱う臓器としては，腎・尿管・膀胱・尿道などの尿路系，副甲状腺・副腎などの内分泌系，前立腺・精嚢・精管・精巣上体・精巣・陰茎などの男性生殖器系がある。また，扱う疾患としては，腫瘍・結石・感染・排尿・生殖医療・腎移植などがあり，それらに対し内科的・外科的なアプローチを行う総合診療科である。特に外科的治療においては，かつては開腹手術が中心であったが，内視鏡機器の細径化と画像の高解像度化で，その手術のほとんどが腹腔鏡・尿路内視鏡によるものとなった。さらに，2010年ごろに本邦に導入されたロボット支援内視鏡機器〔da Vinci（インテュイティブサージカル社）など〕はその後爆発的に普及したこともあり，現在の泌尿器科手術は，ディスプレイに映し出される術野情報を基に執刀医が判断・処置を行う術式が90％

以上を占めるに至った。このことは，手術における視覚情報の重要性の増大だけではなく，教育・トレーニング・手術計画における方略の変革が迫られていることを示している。私たちは，このような変革の中において，「より安全でより効果的な内視鏡手術」をめざし，患者固有の解剖・病態に基づく視覚的な手術シミュレーションの実現が重要であると考えるに至った。そして，この実現のため，術前CT画像データを活用してvirtual reality（VR：仮想現実）を構築できるサービスを開発したHoloeyes社のスタッフと巡り合い，共に手術シミュレーションの開発を行ってきた。現在臨床研究の段階ではあるが，本稿では，それらの技術の一端を紹介する。

尿路結石内視鏡手術におけるVRの活用

　尿路結石の多くは腎で発生し，小さなものは自排出するが，成長すると閉塞

を来たして腎機能障害や尿路感染の原因となる。尿路結石の手術療法には，切石術（開腹手術），体外衝撃波結石破砕術（extracorporeal shock wave lithotripsy：ESWL），経尿道的尿管砕石術（transurethral ureterolithotripsy：TUL），経皮的腎砕石術（percutaneous nephrolithotripsy：PNL）があり，結石の位置・サイズなどによって適応が決まっている（図1）。特に，腎結石は無症状のまま腎盂・腎杯内で巨大化し，放置すると尿路感染の増悪や腎機能の廃絶に至る場合があり，大きな腎結石については内視鏡治療が勧められる。私たちの施設では，巨大腎結石の単回での砕石完了をめざし，PNLとTULの併用療法である内視鏡併用腎内手術（endoscopic-combined intrarenal surgery：ECIRS）を実施している。このPNL/ECIRSにおける腎側からのアクセスは，皮膚から腎盂までの「腎穿刺」が治療成績（砕石の有効性，合併症の軽減）に関わる重要な手技である[2]。一般的に，ECIRSの成功率は65〜95％前後である一方[3)〜5)]，その合併症として38.5度以上の発熱（10.8％），出血（7.8％），輸血（7％），腎盂穿孔（3.4％），胸部合併症（1.4％），敗血症（0.5％），多臓器損傷（0.4％）があり，これらの合併症の多くは腎穿刺経路の臓器損傷に伴うものである。腎穿刺のためのガイド法は，透視や超音波，またそれらの併用があり，それぞれの利点や欠点が報告されている[2), 6)]。これまでに私た

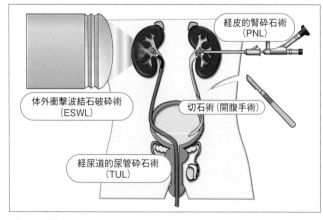

図1　尿路結石に対する手術療法

（図中ラベル）
経皮的腎砕石術（PNL）
体外衝撃波結石破砕術（ESWL）
切石術（開腹手術）
経尿道的尿管砕石術（TUL）

〈0913-8919/23/¥300/論文/JCOPY〉

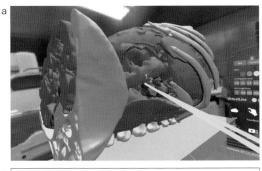

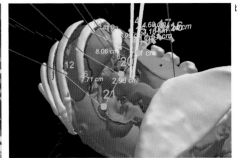

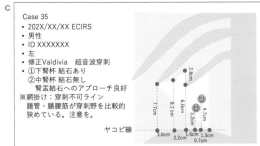

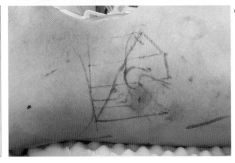

Case 35
・202X/XX/XX ECIRS
・男性
・ID XXXXXXX
・左
・修正Valdivia　超音波穿刺
・①下腎杯　結石あり
　②中腎杯　結石無し
　　腎盂結石へのアプローチ良好
※網掛け：穿刺不可ライン
　腸管・腸腰筋が穿刺野を比較的
　狭めている。注意を。

2.8cm
②
3.2cm
7.7cm　8.1cm　6.0cm　4.7cm
ヤコビ線
3.0cm　2.2cm　1.6cm　1.3cm
　　　　　　　0.7cm

図2　ECIRSにおけるVR シミュレーションと 手術への応用

ちは，ECIRSにおけるreal-time virtual sonography-guidance[6]や人工知能搭載の腎穿刺用ロボット照準機器[7]による腎穿刺などを報告してきた[8]～[10]。これらの技術は，腎血管を避け，標的とする腎杯・結石への経路を確保する，という目的では有用であるが，複雑な形状の結石破砕に有用でありつつ，周囲臓器を損傷させないための「最適な穿刺経路を計画する」ためには，解剖学的な三次元構造を認識した上での穿刺ポイントの決定が非常に重要である。

　そこで私たちは，Holoeyes社と共同で，術前造影CTを活用したECIRS腎穿刺のためのVRシミュレーションを開発し，2020年7月よりECIRS症例を対象とした前向き臨床研究に取り組んでいる。この研究では，腹骨盤部造影CTのデータから，放射線技師が医療用画像ワークステーション「Ziostation2」（ザイオソフト社）を用いて，①体表面，②骨格，③肺，④周囲臓器，⑤腎実質，⑥尿路，⑦結石，⑧動脈，⑨静脈の計9パーツのSTL（Standard Triangulated Language）ファイルを作成し，専用サイト（https://xr.holoeyes.jp/）にアップロードする。その後，術者はヘッドマウントディスプレイを装着し，自動生成されたデータをダウンロードすることで，医療用画像表示サービス「Holoeyes XR」

を用いて構築した腎結石患者の体幹の三次元的立体モデルを観察できるようになる（図2）。

　ECIRS-VRシミュレーションは，次のステップで行う。①レイヤー設定機能を用い，体表面，肺，腎実質，尿路を半透明に設定し，骨・周囲臓器・腎血管・腎盂腎杯・結石に通ずる安全な穿刺ルートが直感的に確認できる。②バーチャルライン機能を用いて，結石へのアプローチに最適な腎杯を選出して，ラインを置く（図2 a）。③体表面のレイヤー透過性を下げ，バーチャルラインと体表面の交点を「穿刺点」としてマーキングを置く。④続いて，正中線・ヤコビ線・肋骨先端からの距離情報を基に，皮膚上の穿刺点と穿刺禁である周囲臓器の位置をマッピングする（図2 b）。⑤これらのVRシミュレーション情報を基に，穿刺計画を記したマッピングシートを作成し（図2 c），手術現場では全身麻酔のかかった患者の皮膚に「穿刺可能／不可能部位」を直接マーキングして手術に活用する（図2 d）。

　ECIRS-VRシミュレーションは臨床研究の途中であるため，一部のデータのみの解析となるが，従来群（VRシミュレーションなし）117例とVR群26例の比較を行ったところ，手術時間（中央値）122.7分 vs. 115.6分（p = 0.439），手

術終了時の内視鏡所見での成功率は77.2% vs. 76.9%（p=0.976）であったが，術後3か月におけるCTでのstone-free rateは42.2% vs. 69.2%（p = 0.013）と，VR群で完全砕石が有意に達成されていることがうかがえる。また，有害事象に関しては，さらなる症例を重ねて評価する必要がある。

腎がんロボット手術におけるVRの活用

　腎に形成される悪性腫瘍のうち，腎実質に形成されるものを腎がんと呼び，特に腎内に腫瘍がとどまる限局性腎がんについては，原則として外科的切除が第一選択とされる。かつては，患側腎を周囲脂肪組織ごと摘除する根治的腎摘除術が行われてきたが，現在ではネフロン温存手術である腎部分切除術が，腫瘍学的および機能的にも利点があることが十分に証明されている（図3）[11]。腎部分切除術が成功する要素は「Trifecta」と表現され，①腎部分切除断端の病理組織学的な陰性，②腎動脈の温阻血時間（warm ischemic time：WIT）25分以内，③周術期合併症がないこと，の3項目として評価される[12]。しかし，腹腔鏡下腎部分切除術（laparoscopic partial nephrectomy：LPN）は高い技術を必要とする手技であり，腎血管・腎腫瘍の剝

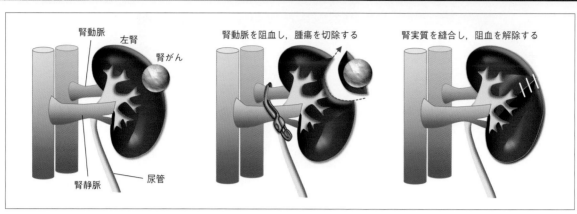

図3　腎部分切除術の治療イメージ

腎動脈　左腎
腎がん
腎動脈を阻血し，腫瘍を切除する
腎実質を縫合し，阻血を解除する
腎静脈　尿管

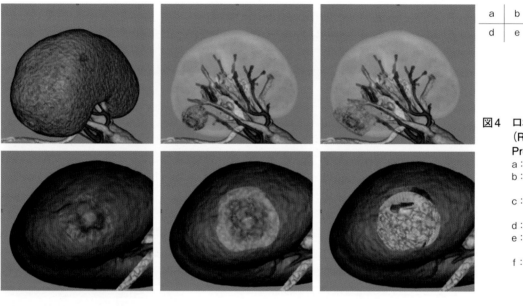

a	b	c
d	e	f

図4　ロボット支援腎部分切除術
（RAPN）のResection
Process Map（RPM）
a：通常の3D-CTイメージ
b：腎実質を透過したイメージ
　（紫：埋没型腫瘍）
c：bに5mm幅の切除マージン
　（緑）を付けたイメージ
d：aの腫瘍部分の拡大イメージ
e：dに切除マージン（緑）を追
　加したイメージ
f：腫瘍（紫）と切除マージン（緑）
　を取り除いた切除断面のイ
　メージ

離，腎動脈の阻血，腎腫瘍の除去，腎実質の止血および再構築を短時間で行うことが求められる。この状況において，急速に導入が進んだのが「ロボット支援腎部分切除術（robot-assisted partial nephrectomy：RAPN）」である。RAPNの体腔内での手術行程はLPNと同様であるが，LPNが困難な原因の一つであった鉗子操作の制限が改善されたことで，WITが短縮し，出血や尿溢流などの合併症のリスクが大きく低減した[13]。ただし，RAPNにも，死亡，外科的切除断端陽性，長時間の阻血による腎機能低下などの重篤な周術期合併症が依然として伴う。

　このようなRAPNの合併症の発生率を下げ，腫瘍制御を向上させるためには，手術トレーニング・シミュレーションが重要である。これまでに報告されたもの

として，ブタトレーニングモデル[14), 15)]，3Dプリントモデル[16)～19)]，および高精細3D-CT画像[20)]などがある。私たちは，術前3D-CT画像上で切除シミュレーションを行うResection Process Map（RPM）を開発し，RAPNへの有効性を検証した[21)]（図4）。RPMは，Ziostation2を用い，3D-CT上で5mm幅の腎実質切除マージンとともに腫瘍部分を欠損させることで，切除面に露出する脈管・尿路の配置・形状を把握できるよう画像処理したものである。検証の結果，RPMを用いて術前評価を行ったRAPNでは，Trifecta達成率が高く，周術期合併症の発生と入院期間が有意に短いという結果が得られた（詳細については論文投稿中のため割愛する）。ただ，RPMは腎の立体的構造把握には有用であるが，術者の意思で体腔内での近接した臓器の

立体構造をあらゆる角度で（場合によっては臓器内部から）把握することまでは難しい。そこで私たちは，RPMイメージをVRシミュレーションに応用した。また，腎腫瘍は腎の部位のあらゆる場所に発生するため，特にロボット支援手術においては，内視鏡カメラと鉗子を体腔内に挿入するためのポート配置が，円滑な手術操作のための視野確保に重要である。このことから，私たちはHoloeyes社と共同で，バーチャルトロッカーとバーチャルボール（半径7cm）を作成し，RAPNのVRシミュレーションに導入する方法を開発した（図5）。

　RAPNのVRシミュレーションの方法は，ECIRSシミュレーションの手法に準じ，臓器別（体表面，骨，切除後腎実質，切除マージン，腫瘍，動脈，静脈，尿路）にSTLファイルとして作成し，こ

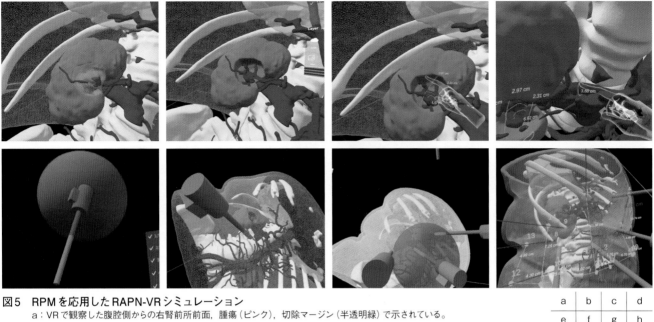

図5　RPMを応用したRAPN-VRシミュレーション
　　　a：VRで観察した腹腔側からの右腎前所前面，腫瘍（ピンク），切除マージン（半透明緑）で示されている。
　　　b：腫瘍と切除マージンを取り除いたRPM
　　　c：ペン機能を使用して，実質縫合の方向・距離を描画
　　　d：ペン機能を使用して，腎動脈の阻血部位をマーク
　　　e：バーチャルトロッカー，半径7cmのバーチャルボール
　　　f：理想的なポート部位にバーチャルトロッカーを配置
　　　g：半径7cmのバーチャルボールを用いて，2本目以降のポート位置を配置
　　　h：肋骨先端・ヤコビ線を用いて，皮膚表面上のポート位置を測定

a	b	c	d
e	f	g	h

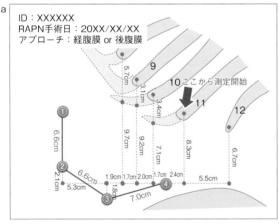

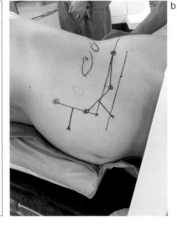

図6　マッピングシート（a）と患者マーキング（b）

れらを上述のバーチャルトロッカー4本とバーチャルボール1つのSTLファイルとともにHoloeyesサイトにアップロードすることで，没入型3Dゴーグルで観察可能なVRデータをダウンロードできるようになった。このシミュレーションでポート配置を決定し，肋骨先端と腸骨を基準として皮膚表面上でのポート位置を計測，それらのデータをマッピングシートに転記することで手術室で活用した（図6）。本研究は，無作為化前向き介入研究として実施中であり，将来的に研究結果を報告していく。

メタバースを活用した複数医師での仮想カンファレンス

ここまでECIRSならびにRAPNのVRシミュレーションを行ってきたが，私たちのシミュレーションの特徴である「腎穿刺ラインの決定」や「腎腫瘍切除に適したポート配置」は，没入空間で1人で決定することから主観性が強いもので

あった。すなわち，術者の癖や経験，ならびにVRシミュレーションそのものの習得度に影響を受けてしまうという欠点があった。このことから，私たちはユーザーがアバターとなって複数名で同じ仮想空間に入ることができる，メタバースを活用したVRシミュレーションを開始した（図7）。これは，Holoeyes社が提供する「Holoeyes VS（バーチャルセッション）」を活用することで，同じ3D症例データを複数人で閲覧でき，症例データが目の前で立体のまま表示されるため，専門領域や習熟度を超えた直感的なカンファレンスが実現できる。

実際のRAPN-VRシミュレーションでは，VR操作に慣れている筆者がコーディネーターとなり，VRイメージのサイズやレイヤー透過性を執刀医に見やすいように配置しつつ，腎動脈のクランプ位置を決定した。また，腎部分切除イメージであるRPMの断面で露出する脈管構造・尿路を供覧し，縫合の方法などを協議することができた。特に，腫瘍の配置に応じて，前方からの経腹膜的

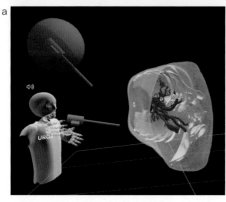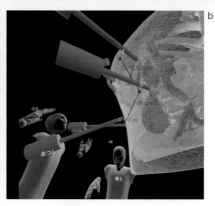

図7 メタバースシミュレーション
メタバース空間内で，執刀医のアバターがバーチャルポートを設置し（a），ポート間距離を測定した（b）。

アプローチと背側からの後腹膜アプローチのいずれを選択すべきかという判断において，3D-CT以上に大きな役割を果たしている。また，ポート配置シミュレーションでも，コーディネーターがレイヤーのロック機能を使用しながら，目的のバーチャルトロッカーとポート間距離を測るバーチャルボールを執刀医に受け渡してシミュレーションを誘導することが可能である。

◎

VRシミュレーションは，執刀医が患者の体内解剖を術前に把握することで，安全に確実な治療を行うためのものである。RAPNのVRシミュレーションはShirkらによって2019年に報告され[22]，この技術を使用した無作為化臨床試験では，VRが手術時間，出血量，WIT，および入院期間の短縮に貢献したことが示されている[23]。私たちは，バーチャルライン，バーチャルトロッカーという手法を用いて，体外から体内への進入路を計画することに重点を置いており，これは内視鏡・腹腔鏡手術が主流となりつつある現代では，非常に意義の高い手法であると言える。さらに近年では，VRの映像を目的臓器に投影するホログラフィや画像内で統合するaugmented reality（AR：拡張現実）を用いることで，手術計画・シミュレーションだけでなく，ナビゲーションとして活用する報告が増えつつある[24],[25]。医工連携・産学連携によって，これらの技術が外科治療の次世代の発展に寄与することを期待したい。

●参考文献

1）Wikipedia（https://ja.wikipedia.org/wiki/泌尿器科学）

2）Liu, Q., Zhou, L., Cai, X., et al. : Fluoroscopy versus ultrasound for image guidance during percutaneous nephrolithotomy : a systematic review and meta-analysis. *Urolithiasis*, 5（5）: 481-487. 2017.

3）Ni, S., Qiyin, C., Tao, W., et al. : Tubeless percutaneous nephrolithotomy is associated with less pain and shorter hospitalization compared with standard or small bore drainage : a meta-analysis of randomized, controlled trials. *Urology*, 77（6）: 1293-1298. 2011.

4）Scoffone, C.M., Cracco, C.M., Poggio, M., et al. : Endoscopic combined intrarenal surgery for high burden renal stones. *Arch. Ital. Urol. Androl.*, 82（1）: 41-42. 2010.

5）Hamamoto, S., Yasui, T., Okada, A., et al. : Endoscopic combined intrarenal surgery for large calculi : simultaneous use of flexible ureteroscopy and mini-percutaneous nephrolithotomy overcomes the disadvantageous of percutaneous nephrolithotomy monotherapy. *J. Endourol.*, 28（1）: 28-33. 2014.

6）Zhu, W., Li, J., Yuan, J., et al. : A prospective and randomised trial comparing fluoroscopic, total ultrasonographic, and combined guidance for renal access in mini-percutaneous nephrolithotomy. *BJU Int.*, 119（4）: 612-618, 2017.

7）Hamamoto, S., Yasui, T., Okada, A., et al. : Endoscopic combined intrarenal surgery for large calculi: simultaneous use of flexible ureteroscopy and mini-percutaneous nephrolithotomy overcomes the disadvantageous of percutaneous nephrolithotomy monotherapy. *J. Endourol.*, 28（1）: 28-33, 2014.

8）Taguchi, K., Hamamoto, S., Kawase, K., et al. : The First Case Report of Robot-Assisted Fluoroscopy-Guided Renal Access During Endoscopic Combined Intrarenal Surgery. *J. Endourol. Case Rep.*, 6（4）: 310-314, 2020.

9）Taguchi, K., Hamamoto, S., Kato, T., et al. : Robot-assisted fluoroscopy-guided renal puncture for endoscopic combined intrarenal surgery : a pilot single-centre clinical trial. *BJU Int.*, 127（3）: 307-310, 2021.

10）Taguchi, K., Hamamoto, S., Okada, A., et al. : Robot-Assisted Fluoroscopy Versus Ultrasound-Guided Renal Access for Nephrolithotomy : A Phantom Model Benchtop Study. *J. Endourol.*, 33（12）: 987-994, 2019.

11）Van Poppel, H., Becker, F., Cadeddu, J.A., et al. : Treatment of localized renal cell carcinoma. *Eur. Urol.*, 60（4）: 662-672, 2011.

12）Hung, A.J., Cai, J., Simmons, M.N., et al. : "Trifecta" in partial nephrectomy. *J. Urol.*, 189（1）: 36-42, 2013.

13）Benway, B.M., Bhayani, S.B., Rogers, C.G., et al. : Robot assisted partial nephrectomy versus laparoscopic partial nephrectomy for renal tumors : a multi-institutional analysis of perioperative outcomes. *J. Urol.*, 182（3）: 866-872, 2009.

14）Chow, A.K., Wong, R., Monda, S., et al. : *Ex Vivo* Porcine Model for Robot-Assisted Partial Nephrectomy Simulation at a High-Volume Tertiary Center: Resident Perception and Validation Assessment Using the Global Evaluative Assessment of Robotic Skills Tool. *J. Endourol.*, 35（6）: 878-884, 2021.

15）Hung, A.J., Ng, C.K., Patil, M.B., et al. : Validation of a novel robotic-assisted partial nephrectomy surgical training model. *BJU Int.*, 110（6）: 870-874, 2012.

16）Monda, S.M., Weese, J.R., Anderson, B.G., et al. : Development and Validity of a Silicone Renal Tumor Model for Robotic Partial Nephrectomy Training. *Urology*, 114 : 114-120, 2018.

17）Okada, A., Hamakawa, T., Naiki, T., et al. : Printed three-dimensional elastic organ model to increase robot-assisted partial nephrectomy performance. *Nagoya Medical Journal*, 56 : 29-37, 2018.

18）Ghazi, A., Melnyk, R., Hung, A.J., et al. : Multi-institutional validation of a perfused robot-assisted partial nephrectomy procedural simulation platform utilizing clinically relevant objective metrics of simulators（CROMS）. *BJU Int.*, 127（6）: 645-653, 2021.

19）Melnyk, R., Ezzat, B., Belfast, E., et al. : Mechanical and functional validation of a perfused, robot-assisted partial nephrectomy simulation platform using a combination of 3D printing and hydrogel casting. *World J. Urol.*, 38（7）: 1631-1641, 2020.

20）Porpiglia, F., Fiori, C., Checcucci, E., et al. Hyperaccuracy Three-dimensional Reconstruction Is Able to Maximize the Efficacy of Selective Clamping During Robot-assisted Partial Nephrectomy for Complex Renal Masses. *Eur. Urol.*, 74（5）: 651-660, 2018.

21）Okada, A., Ohashi, K., Taguchi, K., et al. : Usefulness of resection process map in RAPN for endophytic renal tumors and development of virtual reality simulation. *J. Urol.*, 206（3S）, Supple, e171, 2021.

22）Shirk, J.D., Kwan, L., Saigal, C. : The Use of 3-Dimensional, Virtual Reality Models for Surgical Planning of Robotic Partial Nephrectomy. *Urology*, 125 : 92-97, 2019.

23）Shirk, J.D., Thiel, D.D., Wallen, E.M., et al. : Effect of 3-Dimensional Virtual Reality Models for Surgical Planning of Robotic-Assisted Partial Nephrectomy on Surgical Outcomes : A Randomized Clinical Trial. *JAMA Netw. Open*, 2（9）: e1911598, 2019.

24）Porpiglia, F., Checcucci, E., Amparore, D., et al. : Three-dimensional Augmented Reality Robot-assisted Partial Nephrectomy in Case of Complex Tumours（PADUA≧10）: A New Intraoperative Tool Overcoming the Ultrasound Guidance. *Eur. Urol.*, 78（2）: 229-238, 2020.

25）Zhang, K., Wang, L., Sun, Y., et al. : Combination of holographic imaging with robotic partial nephrectomy for renal hilar tumor treatment. *Int. Urol. Nephrol.*, 54（8）: 1837-1844, 2020.

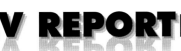

キヤノンメディカルシステムズ，「Advanced Imaging Seminar 2023」を3年ぶりに現地開催

キヤノンメディカルシステムズ（株）は2023年2月25日（土），「Advanced Imaging Seminar 2023」を，JPタワーホール＆カンファレンス（東京都千代田区）とライブ配信のハイブリッドで開催した〔4月10日（月）～5月12日（金）までオンデマンド配信〕。本イベントは，新型コロナウイルス感染症のパンデミックの影響を受け，2021年と2022年はオンラインでの開催を余儀なくされていたが，今回，3年ぶりの現地開催となった。同社代表取締役社長の瀧口登志夫氏の挨拶と，同社国内営業本部クリニカル営業推進部の長村晶生氏の技術講演に続き，3つのセッションが行われた。

「Session 1：Healthcare IT」は，森墾氏（自治医科大学）が座長を務め，2演題が設けられた。藤本晃司氏（京都大学大学院）は，「AI画像解析によるがんのフォローアップ 診断支援」として，骨転移の検出を支援する「Abierto Reading Support Solution（Abierto RSS）」の骨経時差分技術「Temporal Subtraction For Bone」や，RECISTレポートの作成を支援する，腫瘍の経時変化のトラッキング技術「Region Tracking」を紹介した。柴田宗一郎氏（聖マリアンナ医科大学）は，「リアルワールドにおける虚血性脳卒中AI解析の今と未来～Abierto RSS for Neuro～」と題して講演。Abierto

RSS for Neuroの特徴を概説した上で，その有用性として読影精度や安全性の向上に寄与することを挙げた。

「Session 2：MRI」は，富山憲幸氏（大阪大学大学院）が座長を務め，3演題が設けられた。平井俊範氏（熊本大学大学院）は，「Deep Learning Reconstructionの新たな展開」として，同社とのDeep Learning Reconstruction（DLR）の共同研究の概要を報告。超解像画像再構成技術「Precise IQ Engine（PIQE）」により，組織コントラストを保ちつつ空間分解能を向上できることなどが紹介された。柿木崇秀氏（京都大学医学部附属病院）は，「骨軟部領域におけるDeep Learningを用いた高分解能イメージングの新たな展開」として，2D Thin Slice ImagingにおけるDLRの有用性を報告した。PIQEを用いることで，より小さなFOVでの高分解能化や撮像時間短縮が可能になると述べた。伊東克能氏（山口大学大学院）は，「腹部高精細イメージングの臨床応用」として，DLRである「Advanced intelligent Clear-IQ Engine（AiCE）」やPIQEを併用した高精細T2-FSEイメージングや，AiCEと新しい高速化技術「Modifide Fast 3D mode」を併用した高精細ダイナミックイメージングの有用性などを報告した。

「Session 3：CT」は，高瀬 圭氏（東

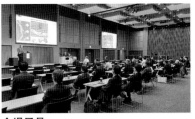

会場風景

北大学大学院）が座長を務め，3演題が設けられた。山口隆義氏（華岡青洲記念病院）は，「超解像Deep Learning再構成PIQEの実際」と題して，冠動脈CTにおけるPIQEの有用性を報告した。高度石灰化や冠動脈ステントの描出において，PIQEは高解像度とノイズ低減を両立できるとしたほか，新たな工夫としてPIQEによるsmall focusでの撮影について概説した。遠藤和之氏（東海大学医学部付属八王子病院）は，「CTガイド下骨生検におけるSpectral CTの新たな可能性」と題して，Spectral Imaging（dual energy）の有用性を述べた。また，骨生検への新たな取り組みとしてElectron Density（電子密度）の臨床利用の可能性などに言及した。本セミナーの最後には，吉岡哲志氏（藤田医科大学）が，「高精細CTとAiCEが耳鼻科領域の画像診断にもたらす変化」と題して講演した。高精細CT「Aquilion Precision」を用いることで，疾患によっては治療方針の決定法に変革をもたらす可能性があることを示唆したほか，2022年に登場した中内耳用のAiCEである「AiCE innerear」の有用性を報告した。

問い合わせ先

AIS2023事務局
E-mail CMSC-ddm-team@medical.canon

瀧口登志夫 氏
（代表取締役社長）

長村晶生 氏
（クリニカル営業推進部）

Session1：Healthcare IT

座長：森 墾 氏
（自治医科大学）

藤本晃司 氏
（京都大学大学院）

柴田宗一郎 氏
（聖マリアンナ医科大学）

Session 2：MRI

**座長：
富山憲幸 氏**
（大阪大学大学院）

平井俊範 氏
（熊本大学大学院）

柿木崇秀 氏
（京都大学医学部
附属病院）

伊東克能 氏
（山口大学大学院）

Session 3：CT

**座長：
高瀬 圭 氏**
（東北大学大学院）

山口隆義 氏
（華岡青洲記念病院）

遠藤和之 氏
（東海大学医学部
付属八王子病院）

吉岡哲志 氏
（藤田医科大学）

「Radixact」における
新しいハードウエア＋ソフトウエアによる
効率の良い高精度放射線治療の実現

松本　康男　新潟県立がんセンター新潟病院放射線治療科

当院における放射線治療

当院は，1950年に「新潟県立新潟病院」として，性病予防を目的に内科と性病科で開院，1961年に「新潟県立ガンセンター新潟病院」に改称し，総合病院の承認を受けた。1987年に現在の「新潟県立がんセンター新潟病院」（病床数450床・当時）に改称し，2002年に地域がん診療拠点病院，2007年に都道府県がん診療拠点病院に指定されている。

当科は毎年800〜900症例が新規登録され，新たながんや再発などでの紹介を含めると，年間1000症例前後を治療している。近年まで患者数に対する医師・医学物理士の数が少なく，高精度放射線治療では，定位放射線治療を他施設より多く行うのが精いっぱいの状態が続いた。治療計画や検証など，多くのマンパワーを必要とする強度変調放射線治療（IMRT）には手が回らない状況であった。

当科は日本臨床腫瘍研究グループ（JCOG）放射線治療グループに属しているが，IMRTを用いた臨床試験への参加に積極的に手を挙げることができず，この状況をなんとか改善したいという強い思いはずっとあった。しかし，日常診療に忙殺され，積極的にIMRTに取り組む時間や精神的余裕はなかった。IMRT件数を増やし，より良い治療を多くの患者に提供するには，それを得意とする放射線治療装置の導入が最も近道であることは，高精度定位放射線治療装置「Novalis」（ブレインラボ社製）導入時の経験からわかっていた。

Radixact導入による効果

そんな状況の中，筆者が部門長となって間もなく，放射線治療装置更新のタイミングがやってきた。当時，新潟県の財務状況は最悪と言われている中，ほぼ決定事項であった安い汎用リニアックではなく，比較的高額なトモセラピーの最新プラットフォーム「Radixact」（アキュレイ社製）導入を認めてもらうのには苦労した。当院でのがん診療における放射線治療の役割・状況などを県の病院局に根気よく訴え，最終的には無事に導入することができた。

Radixactは，IMRTはもとより40cm以上にわたる長い病巣に対しても，つなぎ目のない放射線治療が可能である。このことによって，頸部や腹部リンパ節まで進展した食道がん（図1）や，上頸部まで転移のある肺がん，通常の放射線治療では根治照射が難しい両側頸部リンパ節転移のある進行がんに対しても，根治治療が比較的容易に計画できるようになった。病巣の進展によっては根治治療を断念せざるを得ない症例にも根治的放射線治療が可能になったことは，長く放射線治療にかかわってきた身としては非常にありがたく，うれしいことである。

治療計画および治療の高速化
オプションVOLO Ultraの導入

また，幸運なことに，当院では全国に先駆けて新しい治療高速化オプション「VOLO Ultra」を導入することができた。これは，治療計画にかかる時間を大幅に短縮する新しいソフトウエアで，従来の治療計画時間を画期的に短縮することが可能である。頭頸部がんは，頸部リンパ節の分布などから複雑なターゲット形状になるため，通常は線量計算に非常に時間がかかる。しかし，VOLO Ultra

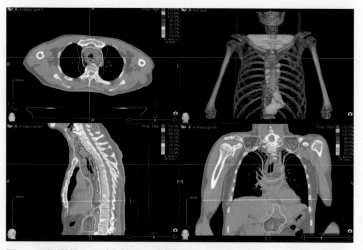

図1　両側頸部および腹部リンパ節転移のある進行食道がん症例
両側頸部リンパ節転移があると，従来の放射線治療（3D-CRT）では多くの症例で根治的放射線治療は困難となるが，IMRTにより根治的治療が可能となる。Radixactを利用することにより，腹部リンパ節転移に対してもつなぎ目のない放射線治療が可能となった。

〈0913-8919/23/￥300/論文/JCOPY〉

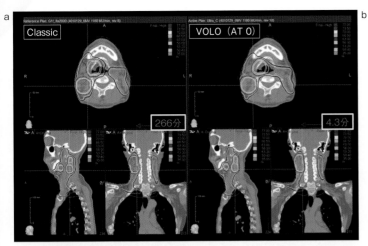

図2　頭頸部がん症例に対する IMRT
頭頸部は複雑な形状のため，従来の最適化プログラム（Classic）では266分かかる線量計算（a）が，VOLO Ultra を利用することにより，4.3分で同等の線量分布（b）が得られている。
AT＝accelerate treatment, 0（high compensation）～ 10（low compensation）

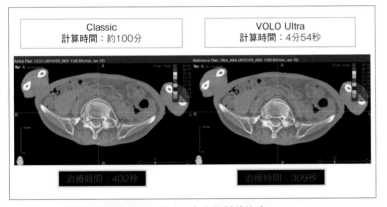

図4　オリゴ転移（腰椎）症例に対する定位放射線治療
VOLO Ultra を使うことで，従来の最適化プログラム（Classic）での計算時間（約100分）の約1/20の4分54秒で完了し，放射線治療時間も309秒と約3/4に短縮できた。

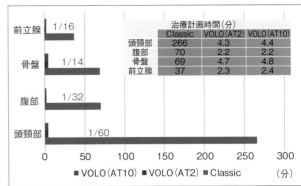

図3　従来の最適化プログラム（Classic）と VOLO Ultra との線量計算速度比較
強い強度変調が要求される頭頸部では，VOLO Ultra を使うことによって，1/60程度の計算時間でほぼ同等の計算結果を得ることができた。
AT＝accelerate treatment, 0（high compensation）～ 10（low compensation）

	治療計画時間（分）		
	Classic	VOLO(AT2)	VOLO(AT10)
頭頸部	266	4.3	4.4
腹部	70	2.2	2.2
骨盤	69	4.7	4.8
前立腺	37	2.3	2.4

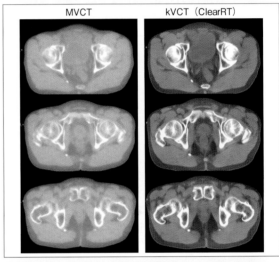

図5　従来の MVCT と kVCT（ClearRT）との画質の違い
軟部組織の分解能が向上し，診断用 CT により近い画質となった。

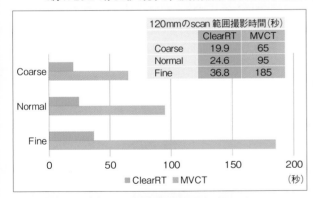

120mmのscan 範囲撮影時間（秒）		
	ClearRT	MVCT
Coarse	19.9	65
Normal	24.6	95
Fine	36.8	185

図6　従来の MVCT と ClearRT との撮影時間の違い
Coarse, Normal, Fine の3つの撮影モードがあるが，撮影時間はいずれのモードにおいても MVCT より ClearRT の方が短い。

はいとも簡単に，ほぼ同じ計算結果を従来手法（Classic）の数十分の一の時間で計算する（図2）。

計算時間は部位，ターゲット，リスク臓器などの条件により大きく異なるが，いずれの部位においても従来手法（Classic）との差は歴然である（図3）。計算結果がすぐに出ることから，試行錯誤を繰り返し，より最適化した線量分布を得ることができる。さらに，VOLO Ultra は放射線照射時間の短縮も実現する（図4）。

ヘリカル kVCT イメージングシステム ClearRT の導入

VOLO Ultra の導入と同時に，オプションのヘリカル kVCT イメージングシステム「ClearRT」も導入した。ClearRT により，従来の megavoltage CT（MVCT）での撮影から，kilovoltage CT（kVCT）での撮影が可能となったことから，画質が飛躍的に改善，軟部組織の解像度が良好となり，腫瘍そのものを認識することが比較的容易になった（図5）。同時に，撮影時間も短くなった（図6）。

これらの新しいソフトウエアやハードウエアによって，治療計画から治療開始時期までの間を短くすることができると同時に，位置合わせの時間が短くなり，体動の少ない，より高精度な放射線治療が可能となった。

◎

Radixact を導入することにより，周囲の放射線量を抑えて腫瘍への線量を増加させ，根治的線量の投入を諦めていた部位に対しても，根治的治療が可能となった症例もある。さらに，恩恵は患者だけではなく，病院の収益にも大きく貢献している。

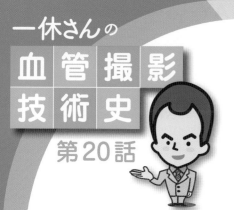

一休さんの血管撮影技術史 第20話

心疾患における乳幼児の胸部（心臓）X線撮影のお話（1）

粟井　一夫　榊原記念財団旧病院開発準備室顧問
（前・日本心臓血圧研究振興会附属榊原記念病院放射線科副部長）

心疾患に対する臨床診断法には，聴診（心音図を含む），心電図，単純X線検査，超音波，核医学，CT，MRI，心臓カテーテル検査などがあります。著者が国立循環器病センター（現・国立循環器病研究センター）に入職した1970年代後半は，心疾患の診断方法に聴診やX線検査だけでなく，超音波検査や心臓カテーテル検査など新しいモダリティが幅広く取り入れられた時期でした。しかし，このような状況にあってもなお，単純X線検査は大きな役割を果たしており，その中でも乳幼児の心疾患において単純X線検査は欠くことのできない重要な検査でした。肺疾患の胸部X線画像による診断は，結節や腫瘤などの異常陰影を見つけ出すことであり，陰影そのものが病的であるのに対して，胸部X線画像から心疾患を診断する場合は，正常陰影との相違点を見つけること，具体的には心臓陰影の外縁輪郭の形状変化から内部構造の形態や大きさの変化を推定することです。今回は，このような乳幼児の胸部X線撮影に関するお話です。

心疾患を対象とした胸部X線撮影法

心臓を形成している心筋，弁などは似通ったX線吸収率を示すため，石灰化以外の構造は単純X線画像では区別がつきません。また，心腔内と血流は造影剤を注入しないと分離できません。しかし，X線が透過しやすい肺野と等均質で透過度の低い心臓との辺縁は明瞭に判別できるため，心臓陰影の外縁輪郭から心臓の大きさ，各心房や心室の位置と大きさ，石灰化，大血管の位置と形状などの情報を得て，所見を見つけることができます。心臓は三次元の臓器ですが，X線画像は二次元であるため，2つ

の辺縁しか表すことができません。そのため，複数の方向から撮影することで，各心房・心室や大動脈などの位置を明確にし，診断精度の向上を図ります。このような理由から，通常は初診時に正面，側面，第1斜位（右前斜位），第2斜位（左前斜位）の4方向（図1）を撮影し，それ以降は必要に応じて撮影方向を選択します。成人では，心臓に接している食道を造影して心臓後縁を判別する方法（図2）も施行されていますが，乳幼児では行われません。

胸部は人体の中で一番厚い構造なので，画像検出器（FPDもしくはフィルム）に近い部位と離れている部位とでは拡大率が異なります。その結果，心臓陰影の

歪みが生じるだけでなく，体位やX線入射線束の方向によって画像検出器に投影される画像の変化が大きくなり，診断を阻害する要因となります。そのため，心臓陰影の歪みと拡大を防ぐためにできるだけ撮影距離をとる必要があり，一般的に成人では200cmが用いられています。

臥位は立位と異なって横隔膜が高位になり，縦隔陰影が拡大するため，立位で撮影することが基本とされています。胸部撮影では，心臓肥大や拡大の評価

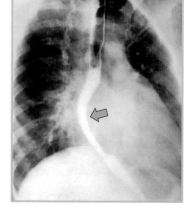

図2　食道造影を併用した第1斜位画像
左心房後縁を明瞭にするために食道造影を併用することがあります。この患者は，左心房が肥大して，食道が後方に圧排されています（⇐）。
（文献1）より許可を得て転載）

図1　心臓単純撮影（4方向）

a：正面　　b：第1斜位　　c：第2斜位　　d：左側面

RA：右心房（right atrium），RV：右心室（right ventricle），PA：肺動脈（pulmonary artery）
LA：左心房（left atrium），LAA：左心耳（left atrial appendage），LV：左心室（left ventricle）
Ao：大動脈（aorta），SVC：上大静脈（superior vena cava），IVC：下大静脈（inferior vena cava）

〈0913-8919/23/¥300/論文/JCOPY〉

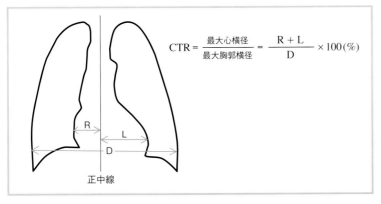

図3　心胸郭比 (cardio-thoracic ratio：CTR) の
　　算出法
D：胸郭内部の最大横径
R：正中線から心右縁までの最大横径
L：正中線から心左縁までの最大横径

$$CTR = \frac{最大心横径}{最大胸郭横径} = \frac{R + L}{D} \times 100 (\%)$$

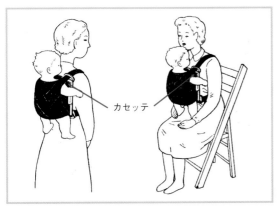

図4　乳幼児用撮影補助具①
　　乳幼児撮影架 (メルコ坂田)
　　(1956年のカタログより抜粋)

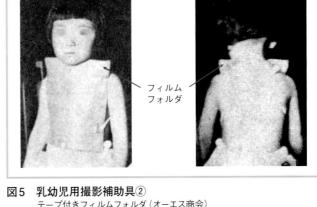

図5　乳幼児用撮影補助具②
　　テープ付きフィルムフォルダ (オーエス商会)
　　(1956年のカタログより抜粋)

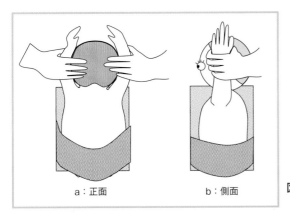

図6　乳幼児撮影時における
　　患児保持方法の一例

を目的とした心胸郭比〔cardio-thoracic ratio：CTR (図3)〕の計測などを行い，過去の画像と比較観察して病状を把握するため，これらの撮影に関する諸条件を一定に保つ必要があります。また，心臓・大血管は常に拍動している臓器なので，鮮明な画像を得るためにX線照射時間はできるだけ短時間にする必要があります。

乳幼児胸部X線撮影装置の変遷

1. 取り敢えず撮影したい！

　泣き叫び暴れる乳幼児の体位固定は難しく，正中面が傾いたり，身体がねじ

れたりするため，正確な体位の保持には細心の注意を払う必要があります。そのため，撮影装置や補助具が整備されていなかったころの乳幼児撮影はポジショニングが難しい検査の一つでした。図4は，1956年のカタログに掲載されていた乳幼児用撮影補助具です。当時は，現在よりX線撮影装置の容量がはるかに小さかったためX線照射時間が長く，患児が恐怖心で暴れたり泣いたりすると診断の用に供する画像の取得が困難でした。そのため，乳幼児を背負うという日常の行動を模倣して患児に安心感を与え，撮影を成功に導くことを意図して

います。

　図5の用具も図4と同様の意図で作成されており，増感紙とフィルムが挿入された専用フォルダを乳幼児の胸部にエプロンをかけるように装着した状態で，母親などの保護者に抱かれたまま，もしくは背負われたまま撮影を行うものです。フィルムフォルダは軽くて薄く，被写体と一緒に動くのでズレがなく，再撮影のリスク軽減と乳幼児への負担をできるだけ少なくすることを考えています。

2. 専用撮影装置への道

・専用撮影装置に求められるもの

　乳幼児においても，立位または座位で撮影することが基本ですが，乳幼児の立位撮影では介助者もしくは補助具が必要となります。図6は，乳幼児の胸部撮影において介助者が患児を固定するための保持方法です。乳幼児では，身体のわずかなねじれでも斜位になりやすいため，乳幼児の両腕を挙上させて両肘のあたりで頭部を真っ直ぐにはさみ込むように固定することで，斜位を防止することができます。また，乳幼児は体幹部と比較して頭部が大きいので保持しにくく，ともすれば頭部が後ろに倒れ，脊柱が後

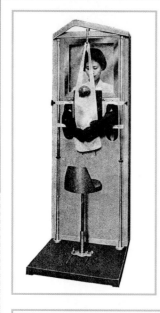

図7　乳幼児専用撮影装置①
乳幼児専用撮影台（美和医療電機）
介助者は鉛衝立と含鉛手袋によって放射線被ばくから防護されています。
（1976年のカタログより抜粋）

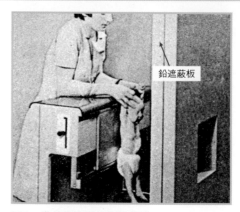

図8　乳幼児専用撮影装置②
小児専用X線撮影装置junior DIAGNOST system（Philips）
胸部撮影ユニット（junior DIAGNOST V），ブッキー撮影ユニット（junior DIAGNOST H），断層撮影ユニット（junior DIAGNOST T）を1台の操作卓と1本のX線管で制御する撮影装置で，図は胸部撮影ユニットjunior DIAGNOST Vです。
（1978年のカタログより抜粋）

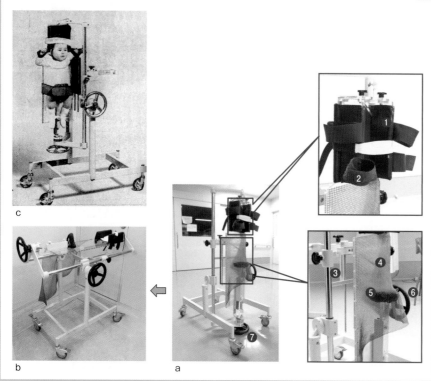

図9　乳幼児専用撮影装置③
乳幼児立位・臥位撮影台ファンティクサー（日興ファインズ工業）
a：装置外観（立位）
❶ 頭部固定マジックバンド，❷ 腕固定マジックバンド，❸ カセッテフォルダ，❹ 体幹部固定ネット
❺ 患児を跨がらせる鞍部，❻ 立位・臥位変換固定ハンドル，❼ 角度変換固定ハンドル
b：装置外観（臥位）
c：使用状況
（c：1973年のカタログより抜粋）

した。**図7**は，乳幼児専用撮影台で，付属の椅子に座れる乳幼児は着座させ，対面する介助者が含鉛手袋を着用して，鉛で防護された衝立ごしに乳幼児を保持します。着座できない乳幼児は，水着状の補助具を使用して吊り下げるとともに，介助者が動かないように保持します。衝立には含鉛ガラス製の観察窓が設けられているので，介助者は乳幼児を観察でき，患児は介助者の顔が見えることにより心理的な安心をもたらしています。このように，このころから介助者の放射線防護を考慮した装置作りがされています。

図8は，1978年に発売された乳幼児専用撮影装置です。3つのユニット（胸部撮影，ブッキー撮影，断層撮影）を1台の操作卓で制御し，1本のX線管で撮影を行う少し大がかりな撮影装置です。一次X線を分厚い鉛遮蔽板で絞ることにより，患児に余分なX線を照射しないだけでなく，介助者の放射線被ばく防護も考慮しています。

図9は，1973年に発売された乳幼児の立位と臥位の撮影を1台で行える専用撮影台です。胸腹部を撮影する場合，**図9 a❻**のハンドルで立位もしくは臥位に配置して，カセッテをフォルダ（**図9 a❸**）に挿入します。患児は体幹部をネット（**図9 a❹**）で固定し，頭部をマジックバンド（**図9 a❶**）で固定した上で両腕を挙上してマジックバンド（**図9 a❷**）で抑制した後に撮影します。この撮影台は，発売以来3000台以上販売されてい

ろに反ったり，後頭部が肺尖部と重なって投影されたりして読影の妨げになることが散見されます。そのため，固定には細心の注意を払う必要があります。乳幼児の胸腹部専用撮影装置では，介助者がこのような患児保持をすることを妨げない構造にすることが求められます。ま

た，患児固定を補助具で行う場合は，補助具に介助者が患児の両腕と頭部を保持するのと同等の機能を盛り込む必要があります。

・専用撮影装置の芽生え

1970年代になると，乳幼児専用撮影装置がいくつかのメーカから販売されま

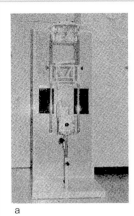 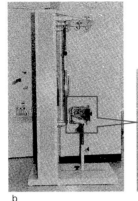 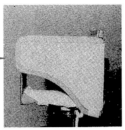 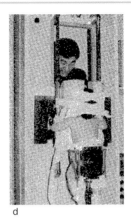 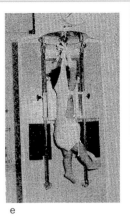

a　　　　　　b　　　　　　c　　　　　　d　　　　　　e

図10　乳幼児専用撮影台の試作（兵庫こども病院）
a：装置外観（正面），b：装置外観（側面），
c：座位撮影用座席に取り付けられた患児生殖腺防護板（2mmPb），
d：座位撮影，e：水着状の補助具に固定して撮影
（文献2）より許可を得て転載）

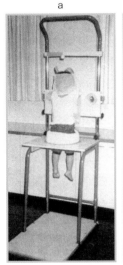 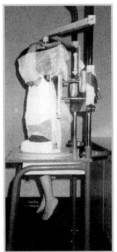 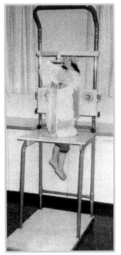

a　　　　　　　　　b　　　　　　　　　c

図11　小児胸腹部専用撮影台（大阪厚生年金病院：現・JCHO大阪病院）
a：正面（P-A），b：正面（A-P），c：斜位
（文献3）より許可を得て転載）

ますが，現在，製造メーカは事業清算され閉業しています。

・施設における取り組み

　ようやく，メーカから乳幼児専用撮影装置が販売されるようになりましたが，施設においてもさまざまな取り組みが行われていました。**図10**は，小児専門病院が試作した乳幼児専用撮影台です。新生児から15歳までの小児患者全般に適用できるように設計され，座席には鉛当量2mmPbの生殖腺防護板を取り付けるなどの工夫が施されています（**図10 c**）。自立できる小児は座席を取り外して撮影し，保護者の介助が必要な幼児は座席に着座させて介助しながら撮影（**図10 d**），着座できない乳幼児は水着状の補助具に固定して撮影（**図10 e**）します。

　図11は，ぶら下がり健康器を骨組みに使用した撮影台です。自立して立位撮影ができない2〜4歳の幼児を対象としています。撮影時に介助者を必要としないことを基本としており，乳幼児の胸部撮影では頭部の固定状況が良好な画像取得の成否を左右するという知見から，体幹部だけでなく頭部も面で固定でき，強弱の調整が可能なネットを使用しています。

　これらの施設における取り組みは1970年代以降のものです。乳幼児専用の撮影台や補助具が販売されつつあった時代と同時期ですが，専用撮影装置・撮影台の種類が少なく選択肢が限られ

ていた（気に入ったものがなかった）こと，成人と比較して患者数が少ないため専用撮影装置導入に要する費用と収入に折り合いがつかなかったことなどから，自施設での試作が行われたと推察します。また，成人と比較して全般的に機器が小型なため，施設内で作りやすかったことも要因の一つと考えられます。

◎

　試行錯誤を繰り返してきたわが国の乳幼児胸部X線撮影装置ですが，1970年代になってようやく方向性が見えてきたようです。その後の経過と今後の方向性については，次話でお話しします。

●参考文献
1) 小塚隆弘，野崎公敏：心疾患のレントゲン診断　第3版. 南山堂，東京，1976.
2) 尾花茂樹：乳幼児撮影について. 日本放射線技術学会雑誌，29（6）：481-487，1974.
3) 栗原哲世，福田　薫，水間　寛：小児のための胸腹部専用撮影台の試作. さくらXレイ写真研究，38（4）：26-27，1987.
4) 立入　弘 監修：診療放射線技術 上巻（改訂第5版）. 南江堂，東京，1985.
5) Siemens社技術資料Electromedica-69（1），3，1969.
6) 山下一也，小川敬寿，巣組一男，他：X線検査学（X線）. 通商産業研究社，東京，1983.
7) 大隅　豊，池田茂之，福田幸男：乳幼児の胸腹部X線撮影台の試作. 日本放射線技術学会雑誌，26（3）：274-279，1970.
8) 入江英雄：X線・RI検査法必携. 金原出版，東京，1976.
9) 日本医学放射線学会監修：X線撮影技術学. オーム社，2009.

粟井　一夫　（Awai Kazuo）

1979年 新潟大学医療技術短期大学部診療放射線技術学科卒業。同年，国立循環器病センター（現・国立循環器病研究センター）放射線診療部に入職，心臓カテーテル室脳血管部門主任，ガンマナイフ照射室主任（併任）などを歴任。2005年 国立病院機構南京都病院副技師長，2008年 国立病院機構福井病院（現・国立病院機構敦賀医療センター）技師長，2011年 公益財団法人日本心臓血圧研究振興会附属榊原記念病院などを経て，2021年4月より公益財団法人榊原記念財団（旧・日本心臓血圧研究振興会）旧病院開発準備室顧問。

コニカミノルタジャパン，新代表取締役社長に常務取締役・ヘルスケアカンパニープレジデントの一條啓介氏が就任

コニカミノルタジャパン（株）は，2023年4月1日付で代表取締役社長を交代することを発表した。新たな代表取締役社長には，常務取締役・ヘルスケアカンパニープレジデントの一條啓介氏が就任し，現・代表取締役社長の大須賀　健氏は取締役（非常勤）となる。2023年3月1日（水）には，同社の本社セミナールーム（東京都港区）で両者による記者会見が行われた。

記者会見では，代表取締役社長を退任する大須賀氏が挨拶に立ち，2020年

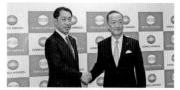

代表取締役社長に就任する一條啓介氏（左）と現・代表取締役社長の大須賀　健氏（右）

4月の代表取締役就任からの3年間を振り返り，「就任が新型コロナウイルス感染症に伴う緊急事態宣言などと重なり，さらに，半導体の供給問題などに直面するなど，苦労の多い期間だった」とした上で，その中でも顧客やパートナーなどとの厚い信頼関係を維持できたことに感謝を示した。また，3年間の中期経営計画「DX 2022」が2023年3月で終了するのを機に，代表取締役社長を交代する良いタイミングであると判断したと述べた。

続いて，新たに代表取締役社長に就任する一條氏が登壇し，就任に当たっての抱負などを述べた。一條氏は，1992年にコニカ（株）〔現・コニカミノルタ（株）〕に入社後，2度の海外赴任も含め，一貫してヘルスケア事業に携わり，2017年にコニカミノルタジャパンのヘルスケアカンパニー営業推進部長に就任。X線画像

診断システムや医療ITサービスなどの国内市場の拡販に注力し，2020年に現職に就任した。一條氏は，①強みに焦点を当て，それらを基点とした価値提供に注力する，②複合的な価値提供による真の課題解決，の2点を重視し，社員一人ひとりが顧客の課題解決を通じて社会課題解決の一助を担っているという気概と誇りを持てることが重要であると述べた。また，医療機関に対し，従来のヘルスケアソリューションのみならず，ドキュメント関連サービスを提供するなど，同社全体としての価値提供を検討していくほか，ヘルスケア領域で進めている他社とのアライアンスを今後は他領域でも拡大していきたいとした。

問い合わせ先
コニカミノルタジャパン株式会社
https://www.konicaminolta.jp

コニカミノルタ，事業を通じた環境と社会への貢献などを紹介する「コニカミノルタ Day」を開催

コニカミノルタ（株）は2023年3月15日（水），イイノホール（東京都千代田区）とオンラインにて「コニカミノルタDay」を開催した。同社は，2023年で創業から150周年，コニカとミノルタの経営統合から20周年を迎え，2030年を見据えた経営ビジョン「Imaging to the people」の下，5つのマテリアリティ（重要課題）を設定して将来的な社会課題の解決をめざしている。オープニングスピーチに立った代表執行役社長兼CEOの大幸利充氏は，4カテゴリー（ヘルスケア，デジタルワークプレイス，プロフェッショナルプリント，インダストリー）の事業を通じて社会・環境課題の解決に貢献することを中長期の成長ドライバーと位置づけて，価値創造を図っていくことを説明した上で，人材開発，気候変動への対応や資源の有効利用，ガバナ

ンスへの取り組みを紹介した。

ヘルスケア事業では，X線撮影や超音波といった身近なモダリティやITサービスを進化させて，簡便に高度な診療を可能にすることで，マテリアリティの一つである「健康で高い生活の質の実現」をめざしている。イベントでは上席執行役員 ヘルスケア事業本部長の小林一博氏が，具体的な取り組みとして動態解析と医療ITを紹介した。動態解析は，同社が2018年に世界に先駆けて発売し，簡便に検査が可能なX線撮影を動画へと進化させ，さらに解析することで多くの情報の提供を実現している。現在，世界各地の医療機関とともに臨床応用の検討を進めており，将来的には診療所への導入を推進することで，身近な医療機関で高度な医療を提供できるようにすることを

大幸利充 氏
（代表執行役社長
兼CEO）

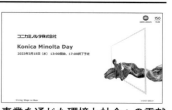

事業を通じた環境と社会への貢献を紹介する「コニカミノルタ Day」

めざしている。また，医療機関向けICTサービスプラットフォーム「infomity」は，診断支援や遠隔読影，地域医療などのサービスをクラウド経由で提供することで，診療所のDX化を推進している。小林氏は，infomityではパートナーとの協業やさまざまな機能の実装を進めており，患者と医療機関をつなぐインフラへと成長させていくとの将来像を紹介した。

問い合わせ先
コニカミノルタ株式会社
https://www.konicaminolta.com/jp-ja/

メディカル・エキスパート
プレフィルドシリンジ対応の
造影剤自動注入装置「MAX 3」を発売

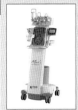

◆ 問い合わせ先
メディカル・エキスパート（株）
https://medical-ex.co.jp/form/contact

　メディカル・エキスパート（株）は，プレフィルドシリンジ対応の造影剤自動注入装置「MAX 3」を2023年2月13日に発売した。MRIやCT，マンモグラフィなど多目的に使用でき，専用カセットは24時間交換不要で，カセット交換のみでプレフィルドシリンジとボトル双方の造影剤容器に対応する。また，先行品「CT motion」を継承し，リチウムイオンバッテリーとWi-Fi通信機能により完全ケーブルレスで運用できる上，コンパクト設計で操作者のワークフローを妨げない。直感的な操作コンソール画面に加え，同一の造影剤の使用時には「CM-Loop」機能により造影剤を交互に切り替えて連続注入できるほか，「CM-Select」機能（オプション）により多種類の造影剤を選択できる。最大2000mLの生食バックが使用でき，プレフィルドシリンジ使用時はアダプタ交換不要なほか，接触保護機能付きセーフコネクトや独自設計の空気センサ，静脈チェック機能（オプション）などを搭載する。

EIZO
性能向上と環境負荷低減を両立する
21.3型の電子カルテ画像表示モニタ
「RadiForce MX217」を発売

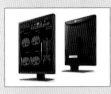

◆ 問い合わせ先
EIZO（株）
ヘルスケア営業部
TEL 03-5764-3403

　EIZO（株）は，21.3型の電子カルテ画像表示モニタ「RadiForce MX217」を2023年4月28日に発売する。同製品は，電子カルテ上で医用画像を参照するモニタとして同社ラインアップ中で最も採用実績が高い「RadiForce MX216」の後継機種。MX216より高コントラスト比（1800：1）を実現，白浮きを抑えた引き締まった黒色を表示するほか，筐体デザインでさらなる安心感を創出する。また，環境配慮の取り組みとして，製品外装に再生プラスチックを18％使用し，製品を保護する梱包に再生紙素材（段ボール・パルプモールド）を採用。付属ケーブル類も従来のビニール袋ではなく紙で保護するなど，脱プラスチックを推進する。さらに，MX216を踏襲し，キャリブレーションセンサ内蔵により手間をかけずにDICOM Part 14準拠の補正が可能なほか，同一画面内のモノクロとカラーをピクセルごとに自動判別し，それぞれ最適な階調で表示する「Hybrid Gamma PXL」機能を搭載する。

日本メドトロニック
仙骨神経刺激療法での全身MRI対応システム
を実現した世界最小の充電式デバイス
「InterStim Micro」を発売

◆ 問い合わせ先
日本メドトロニック（株）
www.medtronic.co.jp

　日本メドトロニック（株）は，難治性の過活動膀胱または便失禁の改善を目的とした充電式仙骨神経刺激システム「InterStim Micro」を2023年2月1日に発売した。2022年11月発売の「InterStim SureScan MRIリード」に条件付き全身MRI検査を可能にするSureScan MRI技術が搭載され，InterStimならびに従来の非充電式神経刺激装置「InterStim Ⅱ」と組み合わせて使用することで1.5T，3Tでの全身MRI検査が可能になった。また，InterStim Micro導入により，ライフスタイルに合わせて充電式／非充電式の最適なデバイスが選択可能になった。仙骨神経刺激療法は，保存的治療法が無効または適応でない患者に対し，リードを仙骨孔に挿入し，臀部に植込んだ神経刺激装置と接続，骨盤内の神経に持続的に電気刺激を与えて症状の改善を図る。しかし，磁場の影響により，全身MRI検査が受けられないことが課題となっていた。

日本メドトロニック
日本初の経カテーテル肺動脈弁専用デバイス
「Harmony経カテーテル肺動脈弁システム」を
発売

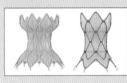

◆ 問い合わせ先
日本メドトロニック（株）
www.medtronic.co.jp

　日本メドトロニック（株）は，先天性心疾患の術後に生じる肺動脈弁逆流症治療に用いられる「Harmony経カテーテル肺動脈弁システム」を2023年3月2日に発売した。同製品は，主に乳幼児期に自己の右室流出路から肺動脈組織を温存して外科手術を受けた重度の肺動脈弁逆流症患者に対し，カテーテルを通じて肺動脈弁を留置する日本初の専用デバイス。外科的手術のリスクが高く，同製品での治療が最善と判断された場合，開胸手術の代わりにカテーテルに格納された生体弁を太ももまたは首の切開を介して送達，心臓内部に直接留置する。生涯での開胸手術の回数の減少，入院期間の短縮や術後早期の社会復帰などが期待される。産官学の共同プロジェクトであるHarmonization by Doing（HBD）for Childrenプログラムに基づき，日本を含む国際共同治験が行われ，国内初の承認を取得。2020年12月に厚生労働省より希少疾病用医療機器として指定を受けている。

市場発 2023

東西電工
LED照明とオゾン発生器を融合した「Air Fresh-BaseLight」を開発

◆ 問い合わせ先
(株)イーメディカル東京 サプライ事業部
TEL 03-3542-3588
https://www.emedicaltokyo.co.jp/

　LED照明メーカーの東西電工(株)は,新型コロナウイルス感染症防止対策として「空気除菌・殺菌装置Air Fresh 2」を販売してきたが,新たにLED照明とオゾン発生器を融合した「Air Fresh-BaseLight」を開発した。Air Fresh 2は,安全性の高い冷陰極殺菌ランプを使用し,殺菌力に優れた253.7nmの紫外線と185nmの波長のオゾンスペクトルによる殺菌ダブル効果がある。また,オゾン出力は3通りから選択でき,部屋の大きさに応じたタイプを使用することでオゾン濃度を0.1ppm以下にして,有人居室で連続運転が可能。フィルタ交換などの日常メンテナンスが不要で,電源スイッチ1か所のみのシンプル設計となっている。Air Fresh-BaseLightは,MRI検査室用LED照明「mag luminanceシリーズ」のLED技術を継承。天井直付けタイプにオゾン発生器を内蔵し,効率の良い空間除菌を実現する。また,オゾン発生器のための100V壁コンセントや設置スペースは不要。

GEヘルスケア・ジャパン
不透明な時代に活躍する人材の育成をめざす「越境学習」をグローバルに展開

◆ 問い合わせ先
GEヘルスケア・ジャパン(株)
https://www.gehealthcare.co.jp/

　GEヘルスケア・ジャパン(株)は,不透明な時代に新たな価値創造をリードできる人材を育成する「越境学習」のグローバル展開を開始した。同社は2023年1月の分社化,独立上場と同時に,独立前から提供してきた「越境学習シリーズ」に新たに追加された独自の人材育成・トレーニングプログラム「SynerGE」の提供を開始した。同社は分社化に先立つ2022年1月に日本,インド,韓国,ASEAN諸国,オーストラリア,南米地域諸国などを含むインターコンチネンタルと呼ばれる地域組織を発足させており,同プログラムはこれらの地域の社員を対象に短中期間(1週間〜3か月,場合により半年),社員が希望する国で行われる。第1回目は合計11のアサイメントが公開され,最終的に32名の受け入れが決定した。日本では2つのアサイメントにブラジル,インドネシア,インド,タイから5名の受け入れが決定,今後さまざまなテーマで越境体験学習を加速させる。

インフォコム
医療機関向け「CWS就業管理システム」で勤務間インターバルの管理・把握に対応したオプション機能や短期間で導入可能な医師限定版を提供

◆ 問い合わせ先
インフォコム(株)
ヘルスケアソリューション事業本部病院情報システム部
TEL 03-6866-3780
E-mail med-sales@infocom.co.jp
https://www.infocom.co.jp/

　インフォコム(株)は,医療機関向けの「CWS就業管理システム」について,医師の連続勤務時間制限・勤務間インターバルの管理・把握に対応したオプション機能を2023年4月1日から提供する。同機能は,2024年4月開始の医師の時間外労働規制に対応,副業・兼業も考慮して勤務間インターバルを把握し,規制に違反する可能性があれば管理者にアラートで通知する。また,「CWS医師向け限定パック」の提供を7月1日に開始する。規制開始に当たり,労働時間が規制を超える可能性のある医師が在籍する医療機関は,自治体から特例水準医療機関の指定を受ける必要があるが,手続きには4か月以上を要する。同パックは,規制開始に間に合うよう医師の就業管理に最低限必要な機能に限定,通常約6か月を要するシステム構築を最短3か月で可能にする。さらに,同パック導入後は通常の全職員向けCWSに拡張可能なメニューを用意している。

バイエル薬品
イオン性ヨード造影剤「ウログラフイン注60%」の「効能又は効果」から「関節撮影」および「逆行性尿路撮影」を削除する承認事項の一部変更が承認

◆ 問い合わせ先
バイエル薬品(株)
www.byl.bayer.co.jp/

　バイエル薬品(株)は,イオン性ヨード造影剤「ウログラフイン注60%」の「効能又は効果」から,「関節撮影」および「逆行性尿路撮影」を削除する承認事項の一部変更が2023年3月6日に承認されたことを発表した。承認日である同日より,削除された2つの「効能又は効果」に本剤を使用することはできない。ウログラフイン注が本剤の「効能又は効果」のない脊髄腔内に誤って投与され,致死的な状態に至る事故が過去に報告されており,医療事故防止の観点から厚生労働省と協議し,申請を行った。これにより,効能又は効果は,変更前の「内視鏡的逆行性膵胆管撮影,関節撮影逆行性尿路撮影,経皮経肝胆道撮影」から,変更後は「内視鏡的逆行性膵胆管撮影,経皮経肝胆道撮影」となる。本剤の代替製剤がある2つの「効能又は効果」を削除することにより,本剤の使用機会を少しでも限定し,医療事故防止ならびに適正使用の推進に寄与することを目的としている。

コニカミノルタジャパン
代表取締役社長に一條啓介氏が就任

◆ 問い合わせ先
コニカミノルタジャパン（株）
TEL 03-6311-9460
https://www.konicaminolta.jp

コニカミノルタジャパン（株）は，2023年4月1日付での代表取締役社長交代を決定した。現・代表取締役社長の大須賀健氏は取締役（非常勤）となり，新たな代表取締役社長には現・常務取締役・ヘルスケアカンパニープレジデントの一條啓介氏が就任する。同社は，2016年にコニカミノルタグループの国内の事業会社として情報機器，ヘルスケア，計測機器の各部門で事業横断的に販売・サービスを担う会社としてスタート。さまざまな業種・業界のパートナー企業や顧客と幅広いビジネスを展開し，各事業別責任者を配置，その上で同社全体の経営責任を担う代表取締役社長を配置する経営体制を敷いてきた。一條氏は日本や中国，米国の販売会社で長きにわたり顧客密着型リーダーシップを発揮しており，各事業でもリーダーシップを発揮できる人材配置を行うことで，これまでの強みを生かしつつ同社の持続的成長を実現できると考え，今回の代表取締役社長交代を決定した。

東海国立大学機構と富士通
ウェルビーイング社会の創生と宇宙活動での
課題探索や技術開発に関する包括協定を締結

◆ 問い合わせ先
国立大学法人東海国立大学機構
名古屋大学研究協力部産学官連携課
連携企画グループ
TEL 052-789-5545
E-mail k-sangakukan@aip.
nagoya-u.ac.jp

富士通コンタクトライン（総合窓口）
0120-933-200（通話無料）
受付時間：9時〜12時および
13時〜17時30分
（土曜日・日曜日・祝日・同社指定の
休業日を除く）

東海国立大学機構と富士通（株）は，SDGs や Society5.0 の実現に向け，地域密着の健康と医療の好循環モデル構築によるウェルビーイング社会の創生や，宇宙活動における課題探索や技術開発などに関する包括協定を2023年2月24日に締結した。前者の健康医療ライフデザイン統合研究教育拠点（C-REX）が連携する医療機関や自治体と協力，収集した健康診断情報などを，後者が開発するプラットフォームにスマートデバイスや健康診断，電子カルテの情報と合わせて蓄積し，新たに専用のデータアナリティクスセンターをクラウド上に設置，後者の人工知能（AI）技術などを用いて共同分析する。また，名古屋大学宇宙地球環境研究所（ISEE）が持つ宇宙天気予測モデルや衛星，地上観測データベースと，後者のスーパーコンピュータ「不老」による大規模シミュレーション技術やデータ解析技術により，宇宙天気予報シミュレーションの高度化や高速化，人材育成などに取り組む。

IV REPORT

バルコ，メディアカンファレンスで新製品の4K UHD解像度55インチ
外科用ディスプレイなどの最新ラインアップを紹介

バルコ（株）は，新製品を含む最新ディスプレイや映像配信/画像統合ソリューションを紹介するメディアカンファレンスを2023年3月8日（水）に同社内（東京都大田区）で開催した。カンファレンスでは，フィールドマーケティング部長の倉田　梓氏の進行の下で事業部ごとのプレゼンテーションが行われ，代表取締役社長兼メディカルイメージング事業部長の加藤浩典氏が同社の事業展開や業績などについて発表したのに続き，メディカルイメージング　キーアカウントマネージャーの増子由康氏が同社のメ

ディカルイメージング事業について紹介した。増子氏は，2022年に発売された同社初のデジタルパソロジー向け製品である27インチ8MP超高解像度ディスプレイ「MDPC-8127」のほか，「Coronis Fusion」シリーズなどに搭載された独自の機能を紹介した。

最後に，サージカル＆モダリティ事業部長の今井勝正氏が登壇し，非圧縮IPビデオソリューション「Nexxis」による映像配信/画像統合ソリューションや，新製品の4K UHD解像度55インチ外科用ディスプレイ「MDAC-8355」を紹

介した。MDAC-8355は，ディスプレイ自体に同社独自の画像合成機能を搭載し，Nexxisや画面分配器を使用することなく最大16レイアウトのマルチモダリティ画像を表示できる。また，モダリティ（画像）ごとに解像度や色温度，表示モードの設定が可能で，輝度安定性やDICOMキャリブレーションが保証されている。今井氏は，これらの性能や特徴を解説し，さらにディスプレイ単体のため価格面で導入ハードルが低いというメリットを挙げた。

プレゼンテーション後には，同社ショールームで製品デモンストレーションが行われた。

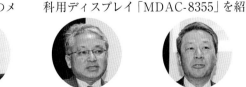

倉田　梓 氏
（フィールド
マーケティング部長）

加藤浩典 氏
（代表取締役社長兼メディカル
イメージング事業部長）

増子由康 氏
（メディカルイメージング
キーアカウントマネージャー）

今井勝正 氏
（サージカル＆モダリティ
事業部長）

◆ 問い合わせ先

バルコ株式会社
https://www.barco.com/ja/

月刊
インナービジョン
電子版

App Storeから
「インナービジョン」で検索

配信中!!

iPad, iPhoneのApp Storeからアプリを
ダウンロードして閲覧していただけます。
誌面レイアウトそのままに，タブレットや
スマホでいつでも，どこでも読むことが
できます。
より詳しい情報は，誌面から動画や
サイトにダイレクトにリンク。
インナービジョン・アプリで，
実際の誌面をぜひ "お試し" ください。

インナービジョンなど
弊社刊行物のご注文・お申し込みは，
インナビネットへ。

http://www.innervision.co.jp

INNERVISION

4月号　第38巻第4号（通巻445号）

令和5年3月25日発行　定価2,500円　年間購読料30,000円（郵便振替　00190-6-53037）

● 発　行　人　古屋敷政幸
● 編　　　集　三橋信宏，水谷高章，岡山典子，田村直美，三浦　翔，庄子祥子
● 制　　　作　坂本淳子，有吉るり子
● 広　　　告　斉藤豪介　● 表紙デザイン　石塚亮事務所
● 発　　　行　（株）インナービジョン　〒113-0033　東京都文京区本郷3-15-1
　　　　　　　TEL 03（3818）3502　　FAX 03（3818）3522　http://www.innervision.co.jp
● 印　　　刷　欧文印刷（株）　　　　　　（禁・無断転載）

URL http://www.innervision.co.jp　　**E-mail info@innervision.co.jp**

AD INDEX 広告索引

下記の広告に関するお問い合わせは編集部までご連絡ください。